U0294898

眼表疾病临床系列

睑缘炎与睑板腺功能障碍

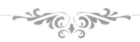

主　编　孙旭光

副主编　洪　晶　晏晓明　赵少贞　王智崇

编　委

北京同仁眼科中心　北京市眼科研究所
孙旭光　邓世靖　田　磊　张　阳　张晓玉
北京大学第三医院眼科中心　洪　晶　郭雨欣
北京大学第一医院眼科中心　晏晓明　李海丽
天津医科大学眼科中心　赵少贞　杨　柳
中山大学中山眼科中心　王智崇　桑　璇　王晓然

人民卫生出版社

图书在版编目（CIP）数据

睑缘炎与睑板腺功能障碍/孙旭光主编. —北京：
人民卫生出版社,2015
（眼表疾病临床系列）
ISBN 978-7-117-21599-2

Ⅰ.①睑…　Ⅱ.①孙…　Ⅲ.①睑缘炎-诊疗
Ⅳ.①R777.1

中国版本图书馆 CIP 数据核字（2015）第 250246 号

人卫社官网	www. pmph. com	出版物查询，在线购书
人卫医学网	www. ipmph. com	医学考试辅导，医学数据库服务，医学教育资源，大众健康资讯

睑缘炎与睑板腺功能障碍

主　　编：孙旭光
出版发行：人民卫生出版社（中继线 010-59780011）
地　　址：北京市朝阳区潘家园南里 19 号
邮　　编：100021
E － mail：pmph @ pmph. com
购书热线：010-59787592　010-59787584　010-65264830
印　　刷：北京铭成印刷有限公司
经　　销：新华书店
开　　本：710×1000　1/16　印张：11
字　　数：209 千字
版　　次：2015 年 11 月第 1 版　2020 年 12 月第 1 版第 4 次印刷
标准书号：ISBN 978-7-117-21599-2/R·21600
定　　价：80.00 元

打击盗版举报电话：010-59787491　E -mail：WQ @ pmph. com
（凡属印装质量问题请与本社市场营销中心联系退换）

眼表疾病临床系列

总　序

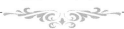

　　眼表疾病临床系列陆续与广大眼科医生见面了,这套系列图书秉承着内容实用、图文并茂、读者为先以及装潢"复古"的系列风格,相信读者会喜欢,也望同行一如既往的给予批评指正。

　　眼表疾病临床系列的立项得益于人民卫生出版社刘红霞主任的建议,以及文史类丛书《大家小书》介绍的启发。2014 年,刘红霞主任提出编著以单病种(类)为重点的眼科系列,并希望能从眼表疾病开始。恰好当时我正在读《大家小书》丛书的介绍,其中"写给大家看的小书"这句话给了我很大启发,编写一套每本专著集中一种疾病、实用性强的眼表疾病系列,将会满足广大眼科医生的需求。

　　经过讨论及选题,我们明确了编写原则或称为风格:

　　1. **内容实用**　内容以单病种(类)为重点,使广大医生读后即可用得上,成为编著的第一原则。为此,从内容设计上,除了诊断与治疗方案均强调实用之外,还增加了每章节的要点总结以及典型病例,以供医生更易掌握与借鉴。

　　2. **图文并茂**　强调高质量的图才能起到"一图值千字"的作用,每本书的图片都在 200 幅以上。并且在每本专著编印之前,主编与工程师一同对每幅图片进行了认真编排与裁剪。

　　3. **读者为先**　对专著目录进行反复推敲,更多地从读者角度设计内容,明确每章节给读者"输送"的信息内容;将基础与临床的内容分篇撰写,书中不做大段的相关机制介绍,以临床应用为主,内容最大限度地结合疾病;为了便于读者查找,所有专著均增加索引词等。总之,处处考虑读者的需求是本系列最重要的特点。

　　4. **专业团队**　本系列的每一分册,都由相关领域优秀的专业医生参与编写,每本书都与人卫社的眼科编辑团队多次开会讨论,理论、图片到表述,都力求专业。

5. 装帧"复古" 读者可能会被系列专著的封面设计风格所吸引,简约、专业和艺术感是我们封面设计的初衷,这种所谓"复古",实际上是借鉴了人民卫生出版社 20 世纪五十、六十年代出版眼科专著的封面设计的惯用风格,所以可以称为继承。另外,为了便于随身携带,开本统一设计为小 16 开。

本系列已出版及正在编写中的书目如下,期待更多的眼科同道参与其中。

书名	主编
1. 睑缘炎与睑板腺功能障碍	孙旭光
2. 细菌性角膜炎	孙旭光
3. 过敏性结膜炎	晏晓明　孙旭光
4. 病毒性角结膜炎	孙旭光　李　莹　张美芬
5. 巩膜炎	孙旭光　彭晓燕
6. 角膜营养不良与变性	孙旭光　李　杨
7. 角膜上皮细胞功能障碍	袁　进　孙旭光
8. 干眼临床诊断与治疗	梁庆丰　孙旭光
9. 免疫性角膜结膜病图解	孙旭光　晏晓明　李明武
10. 眼部化妆美容与眼病(专业科普)	龚　岚
11. 蠕形螨睑缘炎　　　(大众科普)	梁凌毅　孙旭光

孙旭光

2017 年 12 月　于北京

主编简介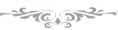

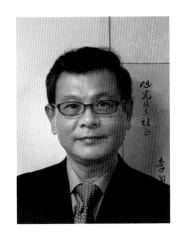

孙旭光,北京同仁眼科中心、北京市眼科研究所基础部主任、眼科微生物室主任、研究员、博士生导师;南京医科大学医学学士,解放军总医院眼科硕士,北京医科大学医学博士,北京同仁眼科中心眼科博士后,曾在美国新英格兰视光学院及日本顺天堂大学眼科短期进修,主要从事角膜病及感染性眼病的临床与基础研究工作。

曾承担国家"863"项目、国家自然科学基金及北京市自然科学基金等多项课题研究项目。在国内率先开展眼科棘阿米巴基因型、眼科细菌基因型和细菌生物膜、真菌性眼部感染失控性炎症机制、角膜屈光手术后非结核分枝杆菌性角膜炎、青蒿素治疗棘阿米巴角膜炎、光动力学疗法治疗感染性角膜病,以及合作开展角膜移植手术机器人等多项研究。曾负责进行了内蒙古海拉尔地区气候相关角膜病变和我国北方地区流行性沙眼的流行病学调查。发表专业论文百余篇,主编专著3部,参编专著及眼科教材共5部。

曾任中华医学会眼科学分会青年委员、眼科学分会秘书、《眼科时讯 OPHTHALMOLOGY TIME》(中文版)医学总编、眼免疫学组副组长、原国家食品药品监督管理局新药审评专家;日本眼感染学会会员,亚洲角膜学会会员。

现任中华医学会眼科学分会角膜学组副组长、中华医学会眼科学分会专家会员、亚洲干眼协会理事,国内多家眼科专业期刊编委。

副主编简介

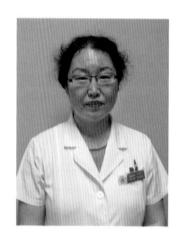

洪晶，主任医师、教授、博士生导师，现任北京大学第三医院眼科中心副主任、角膜眼表疾病科主任，眼库主任。1987年毕业于中国医科大学，1997年获得博士学位。中华眼科学会角膜病学组委员、中华医学会组织工程干细胞学组委员，亚太干眼学会委员。任《中华眼科杂志》等多家杂志的编委。曾获得原卫生部"优秀人才"、沈阳市"十大杰出青年"称号。承担国家及省部级课题十余项，获得专利3项，作为项目完成人获得省科技进步二等奖一项，发表文章100余篇，参与撰写著作4部《眼科疑难眼病》《现代眼科学》《再生医学的原理和实践》和 *Atlas and Text of Corneal Pathology and Surgery*，培养博士和硕士研究生40余人。临床主要从事角膜及眼表疾病的研究，复杂角膜病的诊断和治疗，在结膜炎和干眼病的基础研究和临床诊治方面有较深的造诣；擅长各种类型角膜移植手术，尤其在角膜内皮移植手术方面有深入的研究和探索，在国内率先开展了角膜内皮移植手术，针对中国角膜内皮病变的特点发表了大量的文章，推动了中国角膜内皮移植手术的发展。

副主编简介

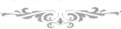

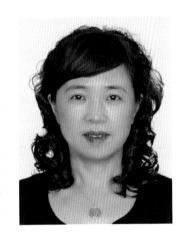

晏晓明,教授,博士研究生导师,现任北京大学第一医院眼科中心主任、北京大学眼科中心副主任、北京大学眼科学系副主任、北京医学会眼科学专业委员会副主任委员、第八至第十届全国角膜病学组委员、中国医师协会眼科分会角膜病学组委员、中国女医师协会眼科专家委员会委员、亚洲干眼协会委员,《中华眼科杂志》通讯、《眼科杂志》、《国际纵览眼科学分册》等专业期刊编委。任北京医学会医政准入、医疗技术临床应用能力评审专家库专家,北京市自然基金及国家自然基金评审专家。

1984 年毕业于中山医科大学,获医学学士学位,1988 年在北京医科大学获眼科博士学位。1996—1998 年作为访问学者在美国 Memphis 眼和白内障医院及伊利诺伊大学眼科中心研修两年。从事眼科临床、教学及科研工作 30 年,擅长眼表及角膜疾病的诊断和治疗,角膜移植、近视手术矫正和白内障超声乳化术等手术技术娴熟,多次随卫生部健康快车赴贫困地区参加白内障复明工程,完成包括儿童白内障在内的手术数千例。承担国家自然基金、北京市自然基金等多项科研课题,已在国内外医学杂志上发表论文百余篇,为《眼科学》和《现代眼科手册》副主编,参编《中华眼科学》《实用眼科学》和长学制《眼科学》教材。

副主编简介

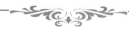

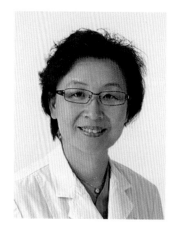

　　赵少贞,教授,博士研究生导师,天津医科大学眼科医院副院长。2000 年当选为天津市"跨世纪人才"。1994—1996 年赴新加坡国立大学眼科学系、新加坡国立眼科医院和新加坡国立大学接受英国皇家医学会眼科学培训并获博士学位。2000 年于美国德克萨斯州立大学医学院眼科专业进修培训。现为世界眼外科协会会员,中华医学会眼科分会会员,中华医学会眼科分会屈光角膜病学组委员,亚太干眼学会委员,天津眼科学会常委,中国侨联被特聘科技顾问,天津市医学会医疗事故技术鉴定专家,天津市劳动保障学会医疗保险分会专家。共承担国家自然科学基金 3 项、天津市科技支撑重点项目 1 项、科技计划项目 1 项、"十五"攻关课题子课题 1 项、天津市卫生系统引进应用新技术填补空白项目 3 项、天津医科大学科技成果奖 1 项。

　　参编《中华眼科学》等 10 余部论著,为《人工晶体植入手术图谱》《白内障与人工晶体》《屈光手术学》等专著的副主编。发表专业论文 70 余篇,其中 SCI 收录 14 余篇。自 1999 年至今,共指导硕士研究生 50 余人,博士研究生 7 人,中国外留学硕士研究生 3 名。多次获医大三育人奖、优秀教师奖、天津市"五一"劳动奖章。

副主编简介

王智崇,医学博士,主任医师,教授,博士生导师,出站博士后。1959年3月出生于山东省莱州市。眼科学国家重点实验室角膜眼表疾病研究室主任、PI,中华眼科学会角膜病学组委员,中华医学科技奖第三届评审委员会委员,卫生部眼科内窥镜专业委员会常务理事,中国生物医学工程学会组织工程与再生医学分会常务委员,中国修复重建外科专业委员会再生医学转化学组委员,中山大学中山眼科中心角膜病主任,中山大学干细胞与组织工程研究中心兼职教授,科学中国人2013年度人物《中华实验眼科杂志》等专业期刊编委,*Cornea*等外文杂志审稿人。主要从事与角膜病、眼表病和泪器病有关的医疗、科研和教学工作,于1998开设了我国第一个泪器病专科门诊。长期从事角膜免疫原性、角膜移植免疫、异种角膜应用的研究。

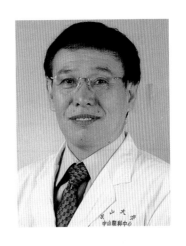

现主持"十二五"国家高技术研究发展计划("863"计划)、国家自然科学基金、与企业合作开发项目、省课题等。曾主持"十一五"和"十五"国家高技术研究发展计划("863"计划)、"十一五"国家科技支撑计划、"十五"国家科技攻关计划、国家自然科学基金、国家重点基础研究发展规划项目("973"计划)、教育部博士点基金及省市课题26项。近年申请专利18项,获国家专利授权11项,发表科技论文100余篇,其中SCI系列33篇,参编专著12部,获各类科技进步奖8项。

前　言

对于眼科医生来说,睑缘炎并不是陌生的疾病,实际上,早在公元前,古希腊的医学典籍中就已经描述了睑缘炎(blepharitis),距今 4000 多年前的古埃及纸草文稿中,就有用自制含锑的"眼膏(eye paste)"涂在睑缘治疗溃疡的记录。虽然在多数英汉医学词典中,Blepharitis 一词的第一个中文解释是睑炎(尤其是指睑缘炎),但是近年来,有关的英文专著中均将其首先解释为睑缘炎。

时至近代,从文献中可以了解到,早在 20 世纪 40 年代至 50 年代,埃及和英国的眼科医生就开始用紫外线和自制的青霉素眼膏治疗睑缘炎。在我国眼科前辈毕华德老先生 1952 年编写的眼科教材《眼科学及护理》中,睑缘炎被分为四种,即鳞片性睑缘炎、溃疡性睑缘炎、湿疹性睑缘炎以及眦部睑缘炎。

睑缘炎不仅是有长久历史记载的疾病,而且也是常见眼病之一,然而在很长一段时间内,这种疾病并未引起临床足够的重视。近年来,随着临床对睑缘炎认识的加深和相关研究的开展,逐渐发现严重的睑缘炎会导致睑缘炎相关角结膜病变(blepharokeratoconjunctivitis,BKC),如不及时诊治,会给患者的视功能带来不可逆的损害。因此,系统地对睑缘炎基础和临床知识进行阐述,有利于广大临床眼科医生提高对该病诊断与治疗规范的认识,以更好地为患者解除病痛。

公元前 2 世纪,Galen 就曾经提及过睑板腺的存在,时至 1666 年,德国解剖与生理学家 Heinrich Meibom 首次详细地描述了睑板腺的结构,并以他的名字将睑板腺命名为 meibomian glands。1982 年 Gutgesell 等首次提出睑板腺功能障碍(meibomian gland dysfunction,MGD)的概念。国内的眼科专著中,也早就提及过睑板腺功能障碍这种疾病。随着国际 MGD 工作组发表了一系列有关 MGD 的综述,MGD 与干眼的关系得到了进一步认识,有关 MGD 基础与临床研究的文章也逐年增多,MGD 是蒸发过强型干眼的主要原因已是普遍的共识。

睑缘炎和 MGD 是两个独立的疾病,但又相互密切关联。MGD 是后睑缘炎的主要病因之一,而后睑缘炎会直接或间接地影响睑板腺口的结构及睑酯分泌,从而导致或加重 MGD,所以两者可互为因果。

到目前为止,虽然睑缘炎与 MGD 受到了临床的普遍关注,但是在许多相关的临床问题上,并没有达成共识,譬如睑缘炎的临床诊断标准与治疗规范、MGD的分类及诊断标准等。针对这些问题,著者集体进行了多次集中讨论,逐段地,甚至有时是逐条地加以推敲,结合文献复习与临床经验,希望尽可能为临床医生提供确实可行的规范与标准。读者会发现其中不少标准是本书第一次提出的,并且均标注了"推荐"二字,目的是希望随着临床相关研究的深入,能对其不断地修正和完善。

　　本书的著者来自北京同仁眼科中心、北京大学第一医院眼科中心和北京大学第三医院眼科中心、天津医科大学眼科中心及中山大学中山眼科中心。紧张的写作、开诚布公的讨论、相互间友好的合作,相信给每个人都留下了不可多得的记忆。在本书出版之际,再次对所有著者表示衷心的感谢!对北京同仁眼科中心研究生高瑞、曲景灏、侯文博、姜超、黎黎,以及王智群老师在睑缘炎图片的筛选、通篇文字校对、角膜活体共聚焦显微镜图片及儿童睑缘炎典型病例的提供等方面给予的大力帮助,一并表示感谢!最后,对配合诊治及病例资料收集的所有患者,表示最诚挚的谢意!

孙旭光

二零一五年七月　于北京

目 录

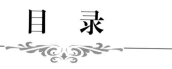

第一篇　基础篇

第一章　睑缘的基础知识

第一节　睑缘的胚胎发育

眼睑由视杯周围的眼睑褶发育而成。眼睑褶原基发生在胚长 16～32mm 阶段,其上皮成分(包括眼睑皮肤的表皮、结膜上皮、眼睑皮肤附属器的上皮等)来自眼睑褶的外胚叶成分。其外侧面形成眼睑皮肤表皮,内侧面形成结膜上皮,两者之间由中胚叶组织填充,形成眼睑肌肉、血管及间叶组织。

睑缘的分化稍晚,发生在胚长 32～37mm 阶段,上下睑缘处于融合状态,睑缘部皮肤附属器,如毛囊及腺体等亦多在此时期内发生。至胚胎 5 个月末,睑板腺已形成,并有分泌物出现,此时上、下眼睑缘逐渐分开,分开过程先从鼻侧开始,至胚胎 6 个月时完成,故胎儿 6 个月以后出生即能睁眼。

眼睑皮肤附属器发生的步骤大致如下:当胚胎上、下睑开始融合时(胚胎 2 个月或胚长 32mm 后),在融合缘外侧角处,出现一排柱状上皮芽蕾,向间叶组织方向生长,后分化为毛囊,因此毛囊是胚胎期最先出现的眼睑缘附属器。

胚胎 4 个月时,在眼睑褶后缘稍前部,一排柱状上皮开始凹陷,逐渐加深,向间叶组织方向生长,逐渐形成睑板腺始基及睑板腺(胚胎 5 个月时)。与此同时,在睫毛毛囊侧壁上,有小的上皮突起,为 Moll 腺导管,之后腺泡发生。胚胎 5 个月时,在毛囊侧壁上有一系列芽状突起出现,成为 Zeis 腺的始基。由此可以看出睑缘部是皮肤附属器集中的部位。睑板腺和睫毛由体表外胚层分化产生。睑板由中胚层分化产生。

第二节　睑缘的解剖学

眼睑分为上睑(superior palpebrae)和下睑(inferior palpebrae),上、下睑的游离缘称为**睑缘**(palpebral margin)。上睑的上缘以眉为界,下缘以睑缘为界,外至外眦角,内至内眦角;下睑的上界为下睑缘,下界通常为下眶缘止,内外界同上睑。上下睑缘间的裂隙称为**睑裂**(palpebral fissure)。睑裂水平径约为27.88mm,垂直径约为7.54mm,正常平视时睑裂高度约为8mm,上睑遮盖角膜上部1~2mm。上、下睑内外连接处分别为内眦和外眦,内眦处有一小的肉样隆起称为**泪阜**(caruncle),为变态的皮肤组织。

睑缘是指眼睑边缘2mm区域,主要由皮肤、结膜、腺体及皮肤结膜移行部位组成,前四分之三为皮肤,后四分之一为睑结膜(图1-1)。正常儿童上睑缘厚度为1.43~1.63mm,下睑为1.41~1.61mm。睑缘无血管,无毛细血管扩张或皮肤角化,皮肤黏膜交界处位置正常,腺管口呈圆形,无管口阻塞。自青春期后,眼轮匝肌和睑板腺增大,睑缘增厚,成年人上睑缘厚度为1.88~2.02mm,下睑缘厚度为1.81~1.93mm,横长25~30mm,上睑缘比下睑缘更常出现多排睑板腺管口。50岁以上老年人,上睑缘后缘变钝圆,尤多见于妇女,下睑缘毛细血管扩张,皮肤过度角化。

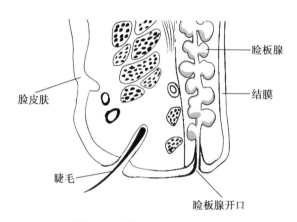

图1-1　睑缘矢状切面示意图

睑缘分为前缘和后缘,前缘钝圆,在睑缘前长有2~3行睫毛,睫毛的根部是毛囊,其周围有部分皮脂腺(Zeis腺)及变态汗腺(Moll腺)。后缘(唇)锐利,近直角形,与眼球表面紧贴,后缘之前可见排列整齐的睑板腺开口。

上睑缘距内眦约6.5mm处,下睑缘距内眦约6mm处各有一小乳头状隆起,称为泪乳头,中央有一小孔称泪小点,为上下泪小管的开口。以泪小点为界,又可将睑缘分为两部分,由泪小点至外眦部称为睑缘睫部,此部可见睫毛与睑板腺开口,占睑缘长度的5/6左右,外观扁平,较坚韧;由泪小点至鼻侧部称为睑缘泪部,此部无睫毛和睑板腺开口,较平滑钝圆。

睑缘的前后两缘之间称为缘间部,其间有一稍突起的浅灰色线,称为**灰线**(grey line),由睑板前眼轮匝肌睫部组成。灰线位于睑板腺开口之前,是睑缘的重要解剖分界标志(图1-2)。灰线宽0.2～0.3mm,该处无血管,因此外观呈灰色。沿着灰线将眼睑劈开,可分为前后两层,前层包括皮肤、皮下组织、眼轮匝肌;后层包括睑板与结膜。以往大体解剖学认为灰线是皮肤黏膜过渡区,但近年来随着组织学研究的深入,发现灰线实际上位于睫毛后缘与皮肤黏膜交界处之间,该位置相当于眼轮匝肌睫毛部(Riolan肌)在眼睑皮肤的止点。

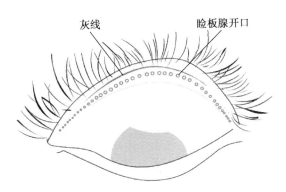

图1-2　灰线位置示意图

皮肤黏膜交界处(mucocutaneous conjunctiva junction, MCJ)与 **Marx 线**(Marx's line)皮肤黏膜交界处为皮肤与黏膜交界部位,位于睑后缘与睑板腺开口后缘(表皮细胞终止处)之间(图1-3)。沿睑缘从鼻侧向颞侧延长,此处基底细胞形态与干细胞功能类似,存在短暂扩增细胞。另外,此处含有丰富的结膜干细胞,可促进结膜上皮细胞不断更新,MCJ处的淋巴细胞是眼相关淋巴组织的一部分。

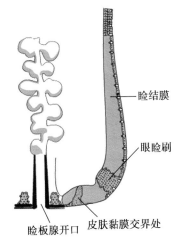

图1-3　皮肤黏膜交界处示意图

MCJ之前的睑缘表面为复层鳞状上皮,表面有角化,结构等同于皮肤;MCJ之后的睑缘表面为复层柱状上皮,偶为复层鳞状上皮,但无角化,其结构近似于结膜。MCJ区域内存在表面角化不全的上皮细胞,而这些细胞可被特殊的活体组织染料所染色,构成临床上见到的 **Marx 线**。

Marx 线可以通过多种活体组织染色的方法显现,可被荧光素或丽丝胺绿染为绿色(图1-4)。MCJ在临床上很难通过直观手段进行观察,而可被多种活体组织染色的 Marx 线可作为 MCJ 的标志进行辨认。

Marx 线的功能仍未定论,研究表明 Marx线可能代表眼表脱落坏死或变性的上皮细

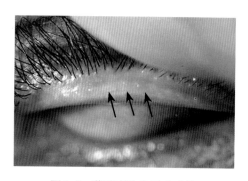

**图 1-4　荧光素染色后上睑缘
Marx 线的位置(箭头)**

胞,这些上皮细胞在睑缘聚集后形成 Marx 线,能被特殊染色所着染;也可能是由 MCJ 表面角化不全的细胞所构成,即 Marx 线存在于 MCJ 的表面;Marx 推测此线与泪膜外缘相邻,可能是泪液与上皮细胞相互作用形成,可能具有引导泪液沿睑缘到达泪小点的作用;Marx 线还可能与睑板腺功能相关,在老年患者、睑缘炎、睑板腺功能障碍患者中,常出现 Marx 线前移和睑板腺开口后退的现象。

有学者认为,裂隙灯下观察 Marx 线与睑板腺开口位置的关系是评估睑板腺功能简便有效的方法。但是一部分学者认为 MCJ 是广义的结膜上皮增厚,即眼睑刷区域;另一部分学者认为 MCJ 在解剖上是一个较窄的区域,介于角化的表皮细胞与结膜上皮细胞之间。

眼睑刷(lid wiper)位于上睑结膜的边缘部分,起于睑板腺开口后方的复层鳞状上皮由角化型向非角化型过渡处,止于睑板下沟上方,在瞬目时与眼球表面相接触,宽 0.3~1.5mm,并形成一个斜坡面。眼睑刷区域的上皮病变即为眼睑刷上皮病变(lid wiper epitheliopathy,LWE)。

眼睑刷由具有结膜结构的复层立方上皮和部分立方上皮及少量杯状细胞组成。眼睑刷最突出的特点是其顶端紧贴眼球,此处上皮细胞排列疏松,类似于缓冲垫,避免与眼球摩擦造成直接损伤,且其含水量较高,可提供流体动力阻力。此外,眼睑刷存在杯状细胞,其分泌的黏蛋白可结合水分而形成润滑系统。瞬目时眼睑刷类似汽车雨刷功能,将泪膜均匀分布,并起到清洁眼表面的作用。眼睑刷可被丽丝胺绿染色,由于其改变早于 Schirmer 和 BUT,所以其特征性的染色结果可作为泪膜不稳定和干眼早期的敏感性指标。睑缘不同区域的细胞学特点见表 1-1。

表 1-1　睑缘不同区域细胞学特点

	表皮	MCJ/Marx 线		眼睑刷	睑板下沟
		不全角化	鳞状上皮过渡区		
宽度	-	150~200μm	100~150μm	0.3~1.5mm 或更厚	30~40μm
厚度	50μm	80~150μm	80~150μm	80~150μm	30~40μm
细胞层数	6~8	8~15	8~15	8~15	3~4
角化层与颗粒层	+	-	-	-	-

	表皮	MCJ/Marx 线		眼睑刷	睑板下沟
		不全角化	鳞状上皮过渡区		
表面细胞	鳞状上皮	鳞状上皮	鳞状上皮	立方上皮	立方-柱状上皮
不全角化细胞	–	连续	不连续	++分散	+分散
杯状细胞	–	–	+	+++	++
基底膜厚度	+	+++	+++	+	+
结缔组织	+	+	++	–	–
结膜乳头	圆形	大的或点状	大的或点状	–	–

第三节　睑缘及睑结膜的组织学

一、睑缘组织学

（一）睑缘皮肤组成

由表皮层和真皮层组成,包括皮肤附属器(睫毛毛囊、皮脂腺、汗腺)、血管、淋巴管、神经和肌肉等。

1. **睑缘表皮层**的细胞属于复层鳞状上皮细胞,由 6～7 层构成。**表皮层又可分为基底层、棘层、颗粒层和角质层。**

基底层位于表皮层的最底部,为一层立方形或圆柱状细胞,细胞的长轴与基底膜垂直,细胞核呈卵圆形,胞质内含有黑素颗粒,核分裂象常见。具有不断分裂增殖的能力,因此又称为生发层。可直接分裂,来补偿正常凋亡的上皮细胞。由基底层细胞移行至颗粒层最上层约需 14 天,再移行至角质层表面脱落又需 14 天,称为表皮通过时间。基底层下为一层薄而透明的膜,称为基底膜。棘层位于基底层上方,由 4～10 层多角形细胞组成,细胞间桥明显呈棘状。愈向基底层的表面,细胞形态愈扁平。每个细胞均有较多的胞质突,称为棘突,故此层细胞称为棘细胞。颗粒层位于棘层之上,通常由 2～4 层扁平或梭形细胞组成,细胞质内充满粗大、深嗜碱性的透明角质颗粒。正常皮肤颗粒层的厚度与角质层的厚度成正比。角质层位于表皮层的最外面,由 5～20 层扁平无核细胞组成,胞内细胞器结构消失,充满角蛋白。

睑缘表皮层的复层鳞状上皮细胞主要由角质形成细胞和树突状细胞两大类组成。角质形成细胞为表皮层的主要细胞,在分化过程中产生角蛋白,细胞之间具有细胞间桥。角质形成细胞存在于基底层、棘层、颗粒层和角质层中。

树突状细胞包括黑素细胞、朗格汉斯细胞和 Merkel 细胞。①黑素细胞:位于角质形成细胞之间,约占基底层细胞的 10%。银染色显示具有较多的树枝状突起,伸向邻近的角质形成细胞。黑素细胞与其邻近的角质形成细胞紧密配合,向其输送黑素颗粒,构成表皮黑素单元。电镜下见特征性的黑素小体,无张力细丝和桥粒。②朗格汉斯细胞:来源于骨髓的免疫活性细胞,约占表皮细胞的3%~5%。HE染色不着色,多巴染色阴性,ATP酶染色阳性,氯化金染色显示树枝状突起。电镜下最重要的特点是胞质内含有特征性的Birbeck颗粒,无张力细丝、桥粒和黑素小体。③Merkel细胞:位于基底层细胞之间,具有短指状突。电镜下见与角质形成细胞桥粒连接,胞质内含有许多神经内分泌颗粒。与脱髓鞘的神经末梢形成Merkel细胞-轴索复合体,可感受触觉。

2. **睑缘真皮层**分为乳头层和网状层。真皮属于致密结缔组织,由纤维、基质和细胞成分组成,以纤维为主。胶原纤维:较粗,主要由Ⅰ型胶原组成,韧性大,抗拉力强,缺乏弹性,在真皮内相互交织成网。弹力纤维:较细,由弹力蛋白和微原纤维组成,使眼睑皮肤具有弹性。网状纤维:主要由Ⅲ型胶原组成,分布于真皮乳头层以及皮肤附属器、血管和神经周围。

真皮内含有毛囊、皮脂腺、汗腺等皮肤附属器以及丰富的血管、淋巴管、神经、肌肉、基质和细胞。基质为填充于纤维、纤维束间隙和细胞间的无定型物质,主要成分为蛋白多糖。真皮层细胞主要有成纤维细胞、肥大细胞、巨噬细胞和真皮树枝状细胞等。

眼睑的表皮与真皮间呈疏松状连接,因此常会导致液体存留,形成水肿,而睑缘部的皮肤与真皮连接紧密,灰线前覆以复层鳞状上皮,有角化;灰线后覆盖为复层柱状上皮,有时也可为复层鳞状上皮,但无角化。在皮肤黏膜交界处,角化的皮肤上皮逐渐过渡为非角化的结膜上皮。

(二)睫毛

上下睑可见2~3排睫毛(eyelash)。上睑睫毛略长,约8~12mm,约100~150根;下睑睫毛略短,约6~8mm,约50~75根。睫毛毛囊被致密结缔组织包围,无立毛肌。人的一生中睫毛不断脱落更新,其生命周期为3~5个月,睫毛自拔除至长至原长度需10周。

睫毛毛囊系胚胎发育2~3个月时,由睑缘前端上皮向内凹陷发育而成,之后从毛囊壁分化出皮脂腺Zeis腺和变态的顶泌汗腺Moll腺。

睫毛像眉毛、鼻毛一样为毛发中的短毛,睫毛露在睑缘皮肤表面者为毛干,深入眼睑皮内者为毛根,毛根在皮内由表面陷入的上皮鞘所包围,称为**毛囊**(hair follicle)。毛根深达皮下,基底部膨大呈球状,名为**毛球**(hair bulb),其内有较多未分化细胞,称为毛母质细胞,可分化出毛发及内根鞘细胞,毛根外鞘细胞由表面上皮向下延续而成。毛球底部向球部凹陷,其内充以结缔组织,称为**毛乳头**(hair papilla),是诱导并维持毛囊生长的中心。此组织内含有大量酸性黏多糖基质。

睫毛的结构纵切面能看到毛干、毛囊、毛球及毛乳头的全貌。横切面各个断面不同,视切面的部位而异。睫毛下段横切面由下列5部分组成:毛乳头、毛母质、毛发(包括髓质、皮质和毛小皮)、内根鞘、外根鞘。

毛囊由毛囊内鞘膜及毛根外鞘细胞组成:毛囊内鞘膜系毛母质细胞分化而来,后者是表面上皮细胞向下凹陷的连续。内鞘膜分为三层:紧贴毛根外面的一层透明小皮为退化的鳞形细胞,下段尚能见到细胞轮廓,上段则为无结构的毛小皮层。毛小皮之外为 Huxley 层,由数层长形细胞构成,细胞内含有类似毛透明蛋白(trichohyalin)物质,在基部附近的细胞发生角化。内鞘的最外层为 Henle 层,是一层立方上皮细胞,到基底部转变为扁平上皮细胞,最后发生角化。

毛根外鞘直接和表皮的生发层相续,由数层不规则形细胞构成。细胞分界清楚,可见细胞间桥。其最外层细胞为整齐排列的柱状细胞,并与表皮的基底细胞相似。外根鞘细胞内含有大量糖原,细胞胞质较少。

在睫毛的生长和再生过程中,毛乳头起重要作用。首先,毛乳头对毛囊的诱导起发动作用;其次,毛乳头能供给毛发生长的必要营养,导致毛球内多能细胞-毛母质细胞增生,形成毛发及许多层鞘膜细胞,特别是内根鞘细胞。在内根鞘细胞向上移动过程中,分期分批在不同平面上发生角化,内根鞘最外层的 Henle 层最先角化,次为毛小皮及毛发外侧,再后为 Huxley 层,最后角化的为毛皮质及毛髓层。毛皮质角化为硬角质,皮肤表皮及内根鞘细胞均角化为软角质。

毛根外鞘的发生及结构均与毛根内鞘有显著不同:它的上段直接与皮肤表皮相连续,其形态和角化过程与皮肤表皮相似;其下段特别在近毛球部,仅由一薄层细胞构成,为内根鞘所遮盖,这部分外根鞘细胞不发生角化;中段外根鞘细胞层次较多,细胞大而空,胞质内含有糖原,这部分外根鞘细胞不再被内根鞘细胞所遮盖,常发生角化和退行性变,形成均一块状的角质及角化细胞而无毛透明蛋白,此种角化被称为毛鞘性角化(trichilemmal keratinization)。

当毛发向上生长时,内根鞘细胞的生长告终,毛干下端完全被块状均匀一致的角质所包围。这些毛鞘性角质是由毛根外鞘所产生;此种角质亦见于毛鞘囊肿和毛鞘肿瘤中。眼睑特别是上睑皮下毛囊更多见。

毛囊是皮肤的重要附属器官,具有增殖活跃、周期性更新明显等特点。毛囊周期性生长是通过其毛囊干细胞进行自我更新所完成的。以往研究曾认为,毛囊上皮干细胞位于毛母质,现在多数研究认为干细胞位于毛囊的隆突部和外根鞘的最外层。毛囊的隆突部细胞在某些方面符合干细胞的特征:具有缓慢的细胞增殖周期,在损伤或某些生长刺激后增殖;超微结构和生化特征方面显示相对的未分化;存在的部位血管丰富,营养条件好;具有自我更新能力和增殖潜能,在培养状态下毛囊隆突部位的细胞克隆能力强。

(三) 皮脂腺

皮脂腺(sebaceous gland)是皮肤重要的附属器官,与哺乳动物的生命活动息息相关。特征性产物皮脂(sebum)与皮肤表面脂质及皮肤屏障完整性有密切关系。皮脂排放到皮肤表面,一部分附着在毛发上,起润泽毛发的作用;另外,大部分皮脂则与汗腺及角质层排出的水分,以及多种物质共同形成覆盖于体表的皮表脂质膜,其作用是润滑皮肤,保持水分,防止皮肤干燥与皲裂。皮脂腺细胞还具有抗炎功能,能选择性调控皮肤激素活性。皮脂腺的分化具有物种特异性,人类皮脂腺可产生脂溢性皮炎、痤疮和睑板腺功能障碍等特有疾病。

几乎所有的皮脂腺都与毛囊相连,近年来,一般把皮脂腺、毛囊和立毛肌看作是一个解剖学单位,名为毛囊-皮脂腺复合体(pilo-sebaceous complex)或毛囊-皮脂腺单位(pilo-sebaceous unit)。体表皮肤平均有 100 个皮脂腺/cm²,面部和头皮可达 400~900 个/cm²。头皮、面部皮脂腺密集,产生皮脂也最多;前额、鼻、背部上方的皮脂腺最大,其余部位的较小。

皮脂腺位于毛囊和立毛肌之间,为泡状腺,由分泌部和导管部组成。导管部短小,由复层扁平上皮构成,开口于毛囊上部,也有些直接开口于皮肤表面;分泌部是腺泡,皮脂腺小叶的基底层外层细胞是未分化、稍微扁平的增殖细胞,核圆而大,色浅,具有均质、苍白的嗜碱性胞质,细胞增殖力强,有丰富的细胞器,并有活跃的分裂能力,与表皮基底细胞相似。增殖细胞胞质中几乎无脂质,但有大量张力细丝、粗面和滑面内质网、高尔基复合体、糖原颗粒及大量线粒体、细胞间有桥粒;随着细胞的不断分化,糖原被消耗,张力细丝移位,细胞质充满脂质泡,后者来源于高尔基复合体区域及滑面内质网。当细胞成熟后,脂质泡进行性扩大、相互融合,细胞核固缩,胞质中充满脂滴和溶酶体,最终,细胞膜破裂,释放脂质、细胞核碎片及细胞质中的细胞器进入皮脂腺导管。

细胞以向心性方式形成脂质,基底层细胞逐渐向着腺体小叶中心移动,胞质内逐渐聚集大量脂滴,胞内的细胞器被压缩,形成脂滴状泡。当细胞向小叶中心区迁移后,逐渐崩解成无定形的脂质团块和细胞碎片,聚集成皮脂分泌物,通过皮脂腺导管向皮肤表面运输。最后,连同细胞碎片、其内携带的细菌与酵母菌等正常菌群及脱落角质一起排出,即为皮脂。

皮脂腺导管是毛囊漏斗部分复层鳞状上皮,与皮脂腺小叶脂质形成细胞之间的转换区,导管内衬角化的鳞状上皮,随着导管壁的变薄,向脂质形成细胞分化改变逐渐明显,导管上皮颗粒层逐渐消失。皮脂腺导管上皮很薄,角质层排列紧密,导管近皮脂腺一侧的颗粒层很难见到,但近漏斗部的一侧较易见到。

皮脂腺不受运动神经支配。人皮脂腺细胞表达促肾上腺皮质激素释放激素、β-内啡肽、血管活性肠肽、降钙素基因相关肽、神经激肽、Y 物质等的功能性受体,通过结合相应的配体,这些受体可调节皮脂腺细胞的炎性细胞因子产生、细胞增殖和脂质形成,并与雄激素代谢有关。

皮脂腺与毛囊相关联,皮脂经导管排入毛囊内,沿毛发由毛囊口排出体外。

每个毛囊常附有 1~6 个皮脂腺,后者也可独自开口于皮肤表面,向皮肤排出皮脂。皮脂腺导管阻塞,可引起皮脂腺囊肿。

皮脂腺的发育和分泌活动依赖于激素的作用,人类主要是雄激素的作用。与毛囊一样,皮脂腺也有生长周期,但皮脂腺与毛囊的生长周期不仅是相互独立的,而且皮脂腺的周期一生只发生两次,与解剖部位和雄激素水平有关。这点与毛囊不同,后者的生长周期只间隔数周或数月。在青春期,受内源性雄激素的影响,皮脂腺再度增大并增多,蓄积脂质,经历数周后,出现充满脂质的皮脂腺小叶和导管;在更年期,雄激素的影响减小,皮脂腺小叶开始退化。成年后腺体保持成熟状态,正常成人组织切片可见处于不同分化时期的皮脂腺。

皮脂腺是全分泌腺,腺细胞完全崩解形成皮脂分泌。崩解的细胞由小叶或腺泡周边的细胞分裂向腺泡中心移动来补充。若擦去皮肤表面脂质,皮脂立即以较快的速度排出,当皮肤表面脂肪达到某种厚度时,皮脂排出的速度逐渐减慢或完全停止。此时,如将表面的脂肪再除去,则皮脂可再次排出,因此皮脂的排出被认为是间断性的。皮面的皮脂去除后再恢复一般需要 3 小时左右。皮脂排出的调节取决于皮脂腺压力,以及与分布于皮肤表面黏稠皮脂的反压力相互对抗的结果。反压力超过皮脂腺压力,可使皮脂腺排出停止。这种反压力与脂质的厚度及黏稠度有关。当皮肤表面的皮脂饱和后,未分泌的皮脂会聚集于导管内。如果皮脂从导管排出,对腺细胞是一个刺激,使其再度活动。

皮脂腺的分化成熟是连续的过程,但在任何一个毛囊-皮脂腺单位中,腺泡的分化和成熟程度可能存在差异,部分腺泡可能完全没有分化,这些细胞中很少或没有脂质聚集;而部分腺泡则由充满脂质的细胞构成,且这些细胞扩散到腺泡周边部位。导管壁能形成新的腺泡,生长为新的皮脂单位,并与邻近的皮脂单位融合。应用 ^3H 胸腺嘧啶放射自显影方法,可以在皮脂腺中分辨出三个增殖区。导管显示细胞快速迁移,更新时间为 2~4 天,未分化细胞池的更新时间为 4~7 天,位于腺底部分化中的皮质细胞取代时间在 14 天以上。皮脂腺中所含脂质的合成和排泄需要一周以上。

皮脂腺分泌和排泄的产物称为皮脂。人类皮脂由甘油酯(超过 50%)、游离脂肪酸、蜡酯、角鲨烯、胆固醇和胆固醇酯等组成。当皮肤表面脂质低到 4~10μg/cm² 时,实际上已无皮脂存在,这种脂质水平表明其来源于表皮;当表面脂质水平超过 100μg/cm² 时,其成分接近皮脂成分。皮脂在表皮表面形成一层保护膜,帮助表皮防水蒸发,防止某些寄生虫穿入皮肤。

新生儿出生后不久,皮肤表面脂质即类似于成人皮脂,推测可能由于皮脂腺受到母体激素活化所致。在 2~8 岁期间,蜡酯和角鲨烯逐渐减少,胆固醇和胆固醇酯成为皮肤表面脂质的主要成分,皮脂占前额皮肤表面脂质的比例不足50%,而在成人则占95%或更多;8~10 岁期间,蜡酯和角鲨烯上升到成人水平的三分之二;10~15岁期间,皮肤表面脂质接近成人水平。女性绝经后皮脂量急剧减少,男性则在70岁以后减少。在各年龄组中,男性皮脂比女性多。

皮脂腺不受自主神经支配,皮温上升时皮脂量增多,皮温上升1℃,皮脂分泌量上升10%。皮脂的熔点约为30℃,与皮肤表面温度很接近,在高温状态下皮脂为液体,室温时为半固体,低温时为固体。皮温上升时,皮脂的黏稠度下降,抑制皮质排泄的反压力下降,促进皮脂排出。

青春期皮脂腺发达肥大,青春期前的少年注射睾酮后皮脂腺显著增大,动物实验表明雄激素可促进皮脂腺生长与增殖,使皮脂腺排泄增加,而大剂量雌激素可抑制皮脂腺的分泌活动,也可降低内源性雄激素生成。抗雄激素如去甲孕酮、醋酸氯羟甲烯孕酮及17-α-甲基-17-β-睾酮可抑制皮脂分泌。垂体通过对性腺、肾上腺和甲状腺等内分泌器官的影响,可间接影响皮脂腺的分泌活动。长期大剂量内服皮质类固醇激素可使皮脂腺增生肥大,分泌活性增强,在面部、躯干等部位导致痤疮样改变。皮脂在皮肤表面的扩散速度与潮湿有重要关系,在湿润皮肤表面皮脂的扩散速度为干燥皮肤的4倍。

皮脂腺从未分化的皮脂腺细胞开始增殖,逐渐储积脂质发育为成熟的皮脂腺细胞,这一过程受内分泌系统控制,其中涉及雄激素和其他多种因子的影响。已有文献报道在皮脂腺细胞分化过程中雄激素对增强 PPARγ 的基因表达起独特作用。PPARγ 能与 C/EBPa 相互协调作用,促使脂肪细胞的基因转录与表达。在皮脂腺细胞中是否也存在着由雄激素通过激活 PPARγ,促使其与 C/EBPa 共同作用,调控皮脂腺细胞分化和(或)脂质新陈代谢这一途径,仍需要进一步研究证明。

眼睑的 **Zeis 腺**是附着在睫毛毛囊周围的一种变态皮脂腺,泡状腺,直接开口于睫毛毛囊中,由腺小叶和导管两部分组成。通过导管排出皮质,通常每根睫毛附有两个。Zeis 腺小叶的外层细胞为皮脂腺母细胞,与皮肤表面的基底细胞相当,细胞为立方形,核大,着色较深,可见核分裂象,胞质较少,内无脂滴形成;内层细胞较大,胞质内有脂滴,核相对缩小,易发生固缩;最内层细胞高度增大,胞质内充满脂滴,移行至导管口附近的细胞自行破裂,细胞内类脂质颗粒全部成为分泌物排出,细胞消失,故称为全浆分泌。Zeis 腺导管由复层柱状或复层鳞状上皮构成,其结构与睑板腺相似。

（四）汗腺与 Moll 腺

汗腺根据结构和功能的不同,分为外泌汗腺(eccrine sweat gland)和顶泌汗腺(apocrine sweat gland)。

外泌汗腺是由分泌部细管和导管部导管组成的单曲管状腺。分泌部细管直径约为0.9~3.0μm,长度约为2~5mm,高度盘曲,位于真皮深部和皮下脂肪中。导管部导管直径略细,但长度与分泌部细管大致相等,与分泌细管连接的一段弯曲,其后一段较直,向上穿行于真皮中;最后一段呈螺旋形穿过表皮,开口于汗孔。

顶泌汗腺是皮肤中一种特殊腺体,可产生特殊分泌物,其分泌部直径较汗腺约大 10 倍。研究发现**顶泌汗**腺细胞产生的分泌颗粒聚集在细胞顶部,并可见顶部胞质连同分泌颗粒一起脱落,故认为这是分泌细胞释放分泌物的另一种方式,称为顶浆分泌,具有顶浆分泌的汗腺称为顶泌汗腺。在胚胎期,顶泌汗腺、毛囊和皮脂腺均起源于同一个上皮芽,所以大多数顶泌汗腺导管开口于毛囊的漏斗部,但也有少数直接开口于皮肤表面。

顶泌汗腺较大,长达 30mm,为分支管状腺,由腺体和导管组成,位于真皮和皮下组织。腺体管径粗且弯曲,管腔大小随分泌周期而变化。顶泌汗腺的分泌部呈不规则膨大,膨大的部分由顶浆样单层上皮组成,而未膨大的部分显示出外分泌汗腺分泌部的典型超微结构特征。腺体由扁平、立方或柱状细胞组成,周围有较厚并呈透明状的基膜。腺细胞和基膜间有许多纵向排列的肌上皮细胞。腺细胞胞质着色浅,常呈嗜酸性,似浆细胞样并含中性黏多糖颗粒。胞核圆形,位于细胞基底部。细胞顶部常呈圆隆起状,有时甚至形成较大的圆球状,凸向腺腔,并随分泌周期而变化。腺体细胞周围有一层肌上皮细胞,其外围有基底膜带。导管部由两层立方细胞构成,管径较细。

顶泌汗腺的神经分布:顶泌汗腺处主要有肾上腺素能纤维分布。局部或全身应用肾上腺素或去甲肾上腺素可对顶泌汗腺产生刺激作用,使顶泌汗腺分泌活动增加。在顶泌汗腺分泌部周围可见有乙酰胆碱酶神经纤维,其密度比附近汗腺要低。

Moll 腺为睫毛毛囊附近变态汗腺的一种,以下睑居多。其排出口与睫毛毛囊相通,或开口于睫毛之间的皮肤,或 Zeis 腺管内,故又称为睫毛腺(ciliary glands)。其结构包括分泌腺和导管两部分,分泌腺腺腔较大,腺上皮呈立方形或柱状,外有一层肌上皮细胞包绕,腺上皮胞质内含有 PAS 阳性颗粒,内含黏蛋白成分,分泌时其顶端胞质随分泌物一同排出,称为顶浆分泌。导管由双层基底样细胞构成,外有一层基膜包被。腺管分泌部为一层单层柱状细胞,由一层基底膜支持,其周围包绕具有肌上皮特性的细胞和纤维,导管内衬有 2~3 层细胞,管周无肌纤维。

二、睑结膜组织学

睑结膜由上皮层和上皮下组织两部分构成。眼睑前缘到睑板下沟处为过渡区,这部分上皮是复层鳞状上皮,但无角化。睑结膜上皮一般为 2~3 层,表层为柱状,深层为扁平形,有些表层细胞也可呈锥形。表层细胞核长圆,其长轴和细胞平行,但比较靠近细胞的基底部,苏木精染色较淡。细胞质丰富,呈颗粒状,细胞间被少量均质物质黏在一起,在上皮细胞的最基底部有微小空隙将细胞分开,无细胞间桥样联系。深层细胞为扁平形,椭圆形细胞核沿着水平方向分布,染色很深。这种上皮细胞层呈典型的双层排列,仅在上睑结膜的睑板部分见到。下睑结膜上皮层次增多,可至 4～5 层。

正常情况下,在睑结膜上皮层内能见到一些散在的杯状细胞,不过数目少于穹隆部结膜或球结膜。杯状细胞位于结膜上皮表层,较一般上皮细胞为大,长圆形,表面有一开口。向下有一尖形突起,深部与基膜相连。细胞内含有黏液,活跃期的细胞内含有均匀一致或呈纤细颗粒状,固定后则颗粒变大,呈网状。胞质很少;细胞核为新月形,被挤到细胞的底部。杯状细胞由深层柱状细胞所产生,在达到表面以前,处于静止状态,而且一直和基膜有突起相连,最后开口到表面、排出内容物后,细胞即自行破坏,所以杯状细胞也被称为单细胞黏液腺。

上皮层下面为固有层,固有层由纤维结缔组织所构成,根据其细微结构的不同,又分为两层。表层较薄,纤维较细且排列疏松,层内有许多淋巴细胞分布,称为腺样层。睑结膜的腺样层厚约 40μm,沿睑板上缘分布,层内的淋巴细胞可聚成结节,在炎症刺激下,高度增生,形成临床所见的结膜滤泡。深层是纤维层,为结膜下结缔组织层,由胶原纤维及弹力纤维构成,其组成的纤维较硬,排列致密,此层一般较腺样层厚,但在睑板区内,纤维层消失,在上睑板上缘及下睑板下缘,此层纤维组织与眶隔融合,成为眶隔的一部分。

第四节　睑缘及睑结膜的免疫学

一、睑缘的免疫学

(一) 细胞免疫成分

1. 角质形成细胞　在表皮中,角质形成细胞数量最多,它能表达 MHC-Ⅱ类抗原,在 T 淋巴细胞介导的免疫反应中起辅助效应。角质形成细胞能产生许多细胞因子,如 IL-1、IL-6、IL-8、IL-10、TNF-α 等,并通过这些因子参与局部免疫反应。此外,角质形成细胞有吞噬功能,能粗加工抗原物质,有利于朗格汉斯细胞摄取和递呈抗原。

2. 淋巴细胞　在皮肤内的淋巴细胞主要为 CD4$^+$T 淋巴细胞,其次为 CD8$^+$T 淋巴细胞,主要分布于真皮乳头内的毛细血管后小静脉丛周围。T 淋巴细胞在皮肤中,通过角质形成细胞产生的 IL-1 等作用,分化成熟,介导免疫反应。

3. 朗格汉斯细胞　朗格汉斯细胞在表皮内能摄取、处理和递呈抗原,为表皮内主要的抗原递呈细胞。朗格汉斯细胞分泌许多 T 淋巴细胞反应过程中所需要的细胞因子,如 IL-1 等,并能控制 T 淋巴细胞迁移。此外,还参与免疫调节、免疫监视、免疫耐受、皮肤移植物排斥反应和接触性变态反应等。

4. 内皮细胞　内皮细胞积极参与血管内大分子成分及血细胞与血管壁外物质交换,以及细胞外渗等过程。此外,血管内皮细胞还积极参与合成、分泌、炎症、修复和免疫等过程。内皮细胞形成的内皮转移通道在内吞、外排和物质交换中起重要作用。

此外还有肥大细胞,位于真皮乳头血管周围,密度较高。肥大细胞表面有IgE Fc受体能与IgE结合,与Ⅰ型变态反应关系密切。通过免疫和非免疫机制活化肥大细胞,使它产生和释放多种生物活性介质。巨噬细胞主要位于真皮浅层,它参与免疫反应,处理、调节和递呈抗原,产生和分泌IL-1、IFN、各种酶、补体、花生四烯酸及其他产物。巨噬细胞对外来微生物的非特异性和特异性免疫反应、炎症创伤的修复具有核心作用。真皮成纤维细胞在初级细胞因子刺激下可产生大量次级细胞因子,成纤维细胞还是产生角质形成细胞生长因子的主要细胞之一,在创伤修复及IL-1存在情况下,可明显增加角质形成细胞生长因子的产生。

（二）体液免疫成分

1. 细胞因子　表皮内许多细胞因子主要由角质形成细胞产生,其次为朗格汉斯细胞、T淋巴细胞等。细胞因子在细胞分化、增殖和活化等方面起很大作用。

2. 免疫球蛋白　皮肤表面分泌型IgA,在皮肤局部免疫中通过阻抑黏附、溶解、调理吞噬及中和等作用参与抗感染及抗过敏过程。

3. 补体　皮肤中的补体成分通过溶解细胞、免疫吸附、杀菌和中和过敏毒素及促进介质释放等发挥非特异性和特异性免疫作用。

4. 神经肽　皮肤神经末梢受外界刺激后可释放感觉神经肽,在损伤局部产生皮肤风团和红斑反应。神经肽包括降钙素基因相关肽（calcitonin gene related peptide,CGRP）、P物质（substance P,SP）及神经激酶A等。CGRP可使中性粒细胞聚集,SP有趋化中性粒细胞和巨噬细胞作用,并粘附于内皮细胞,参与免疫反应。

二、睑结膜的免疫学

结膜具有较强的免疫防御功能。其防御机制同样具有两种:非特异性和特异性免疫。

（一）睑结膜的非特异性免疫

结构完整的结膜组织对病原微生物的侵袭有屏障作用。正常结膜囊内有不少致病细菌,但对宿主并不致病,只有在屏障遭到破坏或机体抵抗力低下时,感染才可能发生。结膜表面的正常菌群可减少致病微生物的寄生机会。结膜上皮含有较多的杯状细胞,其分泌的黏液有多种免疫防御功能,包括包裹结膜囊内异物、脱落细胞及细菌等,黏液内含有免疫球蛋白A,可防止细菌侵入。

结膜上皮层的增生能力十分活跃,结膜的血管供应非常丰富,故结膜的损伤可很快修复愈合,因此很少发生感染。结膜具有较强的解剖屏障功能,完整的结膜上皮细胞和基底膜能有效阻止致病菌的入侵及扩散。

结膜组织中的副泪腺分泌的泪液是构成基础泪液的主要成分。泪液主要含有溶菌酶、乳铁蛋白、补体成分和天然抗菌成分等,可起到溶菌、杀菌、免疫扩大和免疫杀伤作用。结膜上皮细胞具有吞噬功能,能吞噬衣原体、包涵体及某些细菌。上皮细胞中还含有溶菌体酶及蛋白水解酶,均具有较强的杀菌作用。

(二) 睑结膜的特异性免疫

正常情况下结膜上皮细胞内很少有免疫球蛋白,一方面由于结膜上皮细胞间隙不能使免疫球蛋白通过,另一方面由于上皮基底膜可阻止免疫球蛋白向结膜上皮扩散。但在病理状态下,在结膜组织内和泪液内可检出多种免疫球蛋白,如 IgA、IgM、IgD 及 IgG 等。

应用单克隆抗体检测正常人结膜内淋巴细胞亚群,可发现结膜上皮层有 T 淋巴细胞,其中以细胞毒细胞/抑制性 T 淋巴细胞的浓度最高。在睑结膜、球结膜及穹隆部结膜上皮层均可见朗格汉斯细胞。

在结膜下腺样层中有弥漫分布的淋巴细胞、肥大细胞及浆细胞等。用单克隆抗体检测正常人结膜腺样层中的淋巴细胞亚群,发现存在有 T 淋巴细胞和 B 淋巴细胞,其中 T 淋巴细胞的数量往往超过 B 淋巴细胞约 20 倍。

腺样层中的淋巴细胞有时聚积成类似"滤泡"的腺样组织。腺样层在胚胎期并不存在,约在出生后 8~12 周开始逐渐发展和形成。腺样层的形成速度则与结膜受到刺激的程度有密切关系。在正常情况下,腺样层不存在具有生发中心的滤泡,仅在感染或刺激过程中才能激发滤泡的形成。

实验证实正常结膜中存在多种具有免疫功能的细胞,这些细胞在结膜病理过程中必然起着非特异性及特异性免疫应答反应。正常结膜组织中所含免疫球蛋白及浆细胞较少,而朗格汉斯细胞的分布则较广泛,淋巴细胞极为丰富,并以细胞毒细胞/抑制性 T 淋巴细胞为主,所以尽管结膜的免疫防御系统是多方面的,但 T 淋巴细胞依赖性免疫调节占主导作用。

第五节 睑缘及睑结膜的病理生理学

一、睑缘病理生理学

(一) 皮肤的改变

眼睑皮肤的病理改变主要表现为表皮细胞的异常增生。显微镜下表现为:角化过度(角化层增厚);角化不全(角化层内细胞核存留);鳞状细胞层增厚;皮肤棘层松解,表现为上皮细胞间桥结构消失,细胞间连接消失,并出现小泡;角化不良,即上皮层异常成熟,鳞状上皮层的细胞出现角化。

（二）附属器的改变

1. **睫毛的改变** 睫毛可遮挡各种异物,减弱过强光线进入眼内,起垂帘作用,并有美观作用。睫毛异常主要表现为睫毛生长角度变化、睫毛脱落、睫毛脱色或异生。

2. **腺体的改变** 眼睑的腺体较多,其主要功能及病理见表1-2。

表1-2 眼睑腺体功能及病理

腺体	正常功能	病理改变
结膜杯状细胞	分泌黏液,湿润角膜	部分干眼患者杯状细胞数目减少
副泪腺（Krause/Wolfring）	泪膜中水液成分的来源	干燥综合征
睑板腺	分泌泪膜脂质层,减少泪膜蒸发	睑板腺囊肿
Moll 腺	润滑睫毛	外睑腺炎
Zeis 腺	润滑睫毛	外睑腺炎

睑板腺的改变直接影响着泪膜的稳定。泪膜与空气界面是光线进入眼内的第一个折射表面,保持稳定的泪膜是获得清晰视觉的重要前提条件。泪膜从外至内可分为脂质层、水液层和黏蛋白层。脂质层由睑板腺分泌,眼睑瞬目可促使睑板腺释放脂质。据估计,一次瞬目动作可在眼球上施加约 $50 \sim 70g$ 的压力,使眼球平均后退 $1.5mm$,脂质被挤到角膜表面参与泪膜组成。脂质层可减少泪液蒸发,睑板腺功能障碍会引起泪膜不稳定。

泪膜中间层为水液层,由主、副泪腺分泌,其中富含盐类和蛋白质。黏蛋白层位于泪膜的最内侧,含多种黏蛋白,目前认为主要是由结膜杯状细胞分泌。膜相关黏蛋白的基底部分可嵌入角膜、结膜上皮细胞的微绒毛之间,减低表面张力,使疏水的上皮细胞膜变为亲水,水液层能均匀涂布于眼表,维持眼表湿润。只有眼睑各种细胞及腺体的功能正常,泪膜功能稳定性才能得到保障。正常的泪膜可湿润和保护角膜和结膜上皮;填补上皮细胞膜表面的不规则界面,保证角膜表面光学界面的光滑;抑制微生物的生长;为角膜提供氧气和所需的营养物质;以及调节角膜和结膜的多种细胞功能。

正常眼睑位置与眼球表面相贴,睑缘对泪膜的连续分布和形成起着重要的作用。上下睑能紧密闭合,上下泪点紧贴在泪阜部,使泪液顺利进入泪道。后睑缘紧贴眼球表面,形成一毛细管样间隙,从而阻止泪液越过前缘溢出,有利于泪液在眼球表面正常流动,并引导泪液流入泪小点。闭眼时,上下睑缘的缘间部及后缘紧密接触,加之泪液脂质层的封闭作用,使闭睑时泪液减少蒸发。睑板腺分泌的脂质构成泪膜的脂质层,减少泪膜水液层的蒸发,瞬目时睑缘可保证泪膜均匀分布于眼表,形成泪膜-空气界面,同时睑板腺分泌的脂类可能会阻止皮脂向泪膜扩散。上下睑睫毛应充分伸展指向前方,排列整齐,不与角膜接触,能阻挡灰尘、汗水等侵入眼表。

二、睑结膜病理生理学

结膜中杯状细胞的数量一般比较恒定,但在结膜炎症时,杯状细胞数量增加,因而产生多量黏性分泌物,成为结膜炎的特征性体征。若结膜发生严重炎症,上皮细胞遭到破坏,杯状细胞亦会大量丧失,此时虽然患者泪腺功能正常,但由于杯状细胞丧失过多,也可导致难以治愈的黏蛋白缺乏型干眼,进一步造成结膜及角膜上皮病变,甚至导致视功能障碍。

Marx 线与睑板腺功能相关,临床上它可被多种活体染料着染,在老年人、睑缘炎及睑板腺功能障碍患者中,常出现 Marx 线前移和睑板腺开口后退现象。

MCJ 随年龄增加不断向前移行,导致睑板腺开口于交界线的后方,即黏膜层内,此过程也称为结膜化,与睑板腺功能障碍(Meibomian gland dysfunction, MGD)的发生有关。虽然睑板腺开口发生移位,但与瘢痕性 MGD 开口向后方拖拽移位的发生机制完全不同。非瘢痕性 MGD 不断进展可发生开口的狭窄或闭塞,导管周围纤维化,睑酯不能排出,睑板腺发生不可逆的变化。裂隙灯下观察 Marx 线与睑板腺开口位置的关系,是评估干眼及睑板腺功能简便有效的方法。

眼睑刷结膜区的上皮发生病理变化称为眼睑刷上皮病变,临床上常见一些患者有明显干眼症状,但 BUT、泪液分泌试验和荧光素染色却在正常范围,出现症状与体征分离现象,使诊治十分棘手。眼睑刷上皮病变概念的提出拓宽了诊断和治疗的思路。眼睑刷上皮病变检查方法,可能较目前的临床常规检查方法能更早期发现干眼,有望成为干眼早期诊断的一项客观检查指标,并有助于准确判断干眼的治疗效果。

眼睑刷上皮病变可能相关的因素主要包括:泪膜功能不良,泪液的量不是造成眼睑刷与眼表润滑不足的主要原因,泪膜功能不良可能引起两界面润滑不足及摩擦力增加,从而引起眼睑刷上皮病变;配戴角膜接触镜,有研究表明配戴角膜接触镜组 LWE 的患病率较不配戴角膜接触镜组高;瞬目异常,人眼每天瞬目数千次,瞬目时眼睑刷与缺乏正常泪膜覆盖的接触镜相摩擦,易造成眼睑刷的损伤。

第二章　睑板腺的基础知识

早在公元前 2 世纪时 Galen 就提到过睑板腺，1666 年德国解剖与生理学家 Heinrich Meibom 首次系统描述睑板腺（Meibomian glands，MGs），之后以他的名字正式命名了睑板腺，他认为 Meibomian 腺是一种存在于睑板中，且能分泌油脂的腺体，腺体开口于睑缘，但当时对睑板腺具体细节的描述仍然较少。

睑板腺疾病虽早被临床医师有所认识，但因其临床表现复杂多样，诊断名称各异，如睑板腺性结膜炎、睑板腺性角膜炎、脂溢性睑角结膜炎及睑板腺脂溢等，因此，睑板腺疾病一直未得到临床应有的重视。1979 年，Thoft 和 Frien 提出眼表疾病概念后，睑板腺在睑缘疾病中所起的作用才引起极大关注。1982 年 Gutgesell 等首次提出睑板腺功能障碍（Meibomian gland dysfunction，MGD），之后这一疾病的概念才逐渐被接受。

MGD 是睑板腺慢性、弥漫性的异常，常以腺体末端导管堵塞和（或）睑板腺分泌物质和（或）量的改变为特征，可导致泪膜稳定性的改变，是蒸发过强型干眼的主要原因。MGD 可引起眼部刺激症状、睑缘及角结膜明显炎症反应，以及其他眼表疾病。

第一节　睑板与睑板腺的解剖学

一、睑板的解剖学

睑板为致密结缔组织和丰富的弹力纤维构成的薄板，硬度如软骨，但并无软骨细胞。其两端分别与内、外眦韧带相连，固定于眶缘处，形成眼睑的支架。睑板内含有大量睑板腺和弹力纤维。纤维组织呈三种走向排列，使睑板能够保持一定的形状和坚韧度。正常睑板与眼球表面弧度一致，前面稍凸，后面稍凹。上睑者较大，呈 D 字形，睑缘处横向长度为 29mm，中央宽度：男性为 7 ~ 9mm，女性为 6 ~ 8mm，厚度约 1mm，距内、外眦 5mm 处的宽度为 3 ~ 4mm。下睑者较小，呈长椭圆形，中央宽度仅为 5mm。

睑板前肌的小部分纤维在沿睑缘向颞侧走行时发出两束纤维，分别走行于睑板腺的前方和后方，称眼轮匝肌睫毛部或睫纤维束，也称为 Riolan 肌（Riolan muscle)，其鼻侧与 Horner 肌相连。Riolan 肌位于上、下睑缘，睑板腺开口的前、后方，开口前方的 Riolan 肌较粗，开口后方的 Riolan 肌纤较细。Riolan 肌起于睑板前眼轮匝肌深层，靠近睑板连接处的外侧和外眦韧带，沿上眼睑和下眼睑边缘走行，呈水平束状，与解剖灰线相对应，在内侧，Riolan 肌的主要部分插入到泪道系统的泪小点和泪小管壶腹部。Riolan 肌、睑板及致密纤维组织使睑缘结构十分紧密。Riolan 肌是横纹肌的一个独特分支，与睑板前眼轮匝肌相分离。在关于 Riolan 肌三维重建的解剖学研究中发现，在旁矢状面的眼睑切片中，肌肉由两条单独的肌束组成，一部分是睫毛部，位于睑板前方，被组织间隔，与睑板前眼轮匝肌分开；另一部分是睑板下部，是一束小肌束，位于睑板腺导管开口后方，睑板的胶原物质内及眼睑的睑缘结膜下。但在轴位切片发现大量分散的肌束穿过上两组肌肉间的睑板，被称为束状部。

二、睑板腺的解剖学

睑板腺(tarsal glands)是一种增大的变态皮脂腺，是全身最大的皮脂腺，也称为 Meibomian 腺，位于睑板组织内，腺体走向垂直于睑缘，呈平行排列。组织学上睑板腺是复泡状腺结构，每个腺体中央均有导管，其开口于睑缘的后唇，腺体远端为盲端(图 2-1)。

上睑的睑板腺腺体较细长，而下睑的睑板腺腺体较粗短。上睑中央的睑板腺长约 5.5mm，鼻侧及颞侧睑板腺随睑板形状改变而变短；下睑中央睑板腺长约 2mm，鼻侧及颞侧睑板腺同样随睑板形状改变而变短。上睑睑板腺的数量为 25~40 个不等，平均为 31 个。下睑睑板腺的数量为 20~30 个不等，平均为 26 个(图 2-2)。研究表明，上睑睑板腺容积约为 26μl，下睑睑板腺容积约为 13μl，据此估算发现上睑睑板腺的分泌能力可能为下睑的 2 倍，但目前尚无相关文献报道。

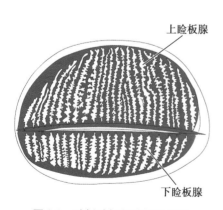

图 2-1　睑板腺解剖结构示意图

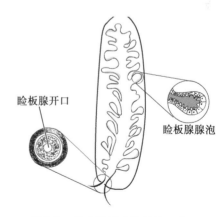

图 2-2　单个睑板腺体结构示意图

随着年龄增长,睑板腺纤维组织增生,腺管上皮增生和角化,致使睑板腺管口变窄并凸起,睑板腺分泌物排出阻力增大。

第二节　睑板腺的组织学

一般认为,睑板腺主要由以下两个相对独立的功能结构单位组成(见图2-2):

腺泡:腺泡外层为具有较高增殖潜能的睑板腺上皮细胞,呈立方形,核圆而色浅,细胞增殖力强。腺泡中心是多角形细胞,细胞大而透明,细胞核萎缩或消失,胞质中充满脂滴,为具备全浆分泌能力的睑板腺分泌细胞(meibocyte)。这些细胞逐渐崩解成一种无定形的脂质团块和细胞碎片,聚集成睑板腺分泌物。

导管:导管是输送腺体所分泌油脂的管道。导管近穹隆部的一端为盲端,另一端为终末导管,终末导管开口于睑缘后唇,位于皮肤黏膜交界线与灰线之间,睑板腺的分泌物通过开口分布至泪河中,再随瞬目涂布到眼表。导管部由睑板腺侧管(ductule)、中央导管(central duct)和分泌导管(excretory duct)三部分构成,其中睑板腺侧管和中央导管由4~6层未角化的复层鳞状上皮构成;分泌管由角化的复层鳞状上皮构成,与表皮成分相同,睑板腺开口周围可见角化的袖套样上皮围绕。

每个睑板腺体包含有一长的中央导管,周围被多个含有分泌脂质的腺泡(acinus)所围绕,每个睑板腺大约有10~15个腺泡,上睑较下睑多。睑板腺腺泡通过侧导管与中央导管相连,中央导管管径较大、形态直长,导管内衬有4~6层复层鳞状上皮,表层角化,除缺少颗粒层,组织与皮肤表皮相似。

睑板腺为全分泌型皮质腺,腺泡内的睑板腺上皮细胞,以向心性向脂质形成细胞分化,后者胞质内含有异染色体、核仁较大、细胞质较少,具有均质、苍白的嗜碱性胞质,含有线粒体、核糖体、粗面内质网及高尔基复合体。腺泡中心部位的大细胞具有特征性的淡染泡沫状胞质,由于被脂质微滴挤压,核呈扇贝状,细胞呈多角性,随着脂肪不断生成,最终脂肪充满了整个细胞,一旦细胞增大到20μm左右时,细胞皱缩、固缩、核裂变,随之破裂,放出脂肪物质,细胞残壳和分泌物一同排出到排泄管内(即全分泌),其分泌物称为睑酯(meibum)。位于腺泡周边部的基底细胞,即睑板腺分泌细胞具有母细胞的增殖能力,睑板腺分泌细胞每隔4天左右就会重新产生。腺泡的基底膜使腺泡与睑板基质和周围的淋巴腔隙隔开,腺体周围有致密胶原、成纤维组织、弹力组织和平滑肌纤维以及无髓神经轴索网络和血管。

睑板腺侧管(ductule)较小,由3~4层复层鳞状上皮细胞构成,管长约150μm,直径约30~50μm。

垂直走向的中央导管(central duct)较大,由4~6层复层鳞状上皮细胞构成,管长与整个睑板腺长度相当,直径约 $100 \sim 150 \mu m$。

　　分泌管(excretory duct)为中央导管末端膨大处,形成壶腹,是中央导管较为特殊的结构,有细胞角化现象,角质颗粒形成颗粒层,表面充满角质物,形成角质层。自睑板腺开口处至管内 0.5mm,睑板腺分泌管表皮细胞通过减少颗粒层及角质层,转变为普通的睑板腺导管上皮细胞。

　　睑缘部的眼轮匝肌称为 Riolan 肌,或眼轮匝肌睫部,几乎占据了睑缘的全层,其中有睫毛毛囊、Moll 腺及睑板腺排泄管相继穿过。Riolan 肌纤维走行于睑板腺前面和后面,并包绕着睑板腺中央导管末端,当瞬目时 Riolan 肌加压于睑板腺,使得睑酯受压排出,从而产生泪膜脂质层。

第三节　睑板腺的病理生理学

一、睑板腺脂质组成

　　正常睑板腺脂质成分见表 2-1。睑酯化学成分极其复杂,由多种脂肪酸及多种脂类构成,目前研究表明,睑酯成分包括:蜡酯约占 35% ,胆固醇酯约占 29.5% ,极性脂质约占 16% ,二酯约占 8.4% ,甘油三酯约占 4% ,游离脂肪酸约占 2.1% ,游离胆固醇约占 1.8% 等。其中主要为蜡酯、胆固醇脂、中性脂肪,游离脂肪酸、磷脂等,以及含有极少量的蛋白质。已发现的睑酯成分超过 100 种,还有上千种亚类和未鉴定出的成分,不同文献中对睑酯成分及含量的报道有所不同。

表 2-1　睑酯中不同类型脂类的含量

脂类	极性/非极性	油水分配系数（LogP）	含量
游离脂肪酸	非极性	$0.09 \sim 14.55$	$0.0\% \sim 10.4\%$
蜡酯	非极性	12.41	$25.0\% \sim 68.0\%$
胆固醇酯	非极性	12.38	$0.0\% \sim 65.0\%$
二酯	非极性	12.40	$2.3\% \sim 17.6\%$
游离胆固醇	非极性	6.73	微量 $\sim 30.0\%$
甘油一酸酯	非极性	4.28	微量 $\sim 2.6\%$
甘油二酸酯	非极性	9.37	微量 $\sim 3.3\%$
甘油三酸酯	非极性	14.46	微量 $\sim 9.0\%$
羟类	非极性	9.47	微量 $\sim 7.5\%$
磷脂	极性	5.29	$0.0\% \sim 14.8\%$
鞘酯	极性	9.12	不清楚
含羟基脂肪酸	极性	4.32	微量 $\sim 3.5\%$

睑酯以全分泌的方式排放至腺管,睑酯的熔点为 28～32℃,在眼睑的生理温度下保持液态,睑板腺外围有眼轮匝肌包绕,瞬目时肌纤维收缩是睑酯排出的主要动力,终末导管周围围绕的 Riolan 肌(眼轮匝肌睑部)收缩协助脂质排出。但也有学者认为 Riolan 肌在瞬目时舒张,睑酯可以顺利通过导管排出,而其收缩时防止睑酯流失,起到调节睑酯分泌的作用。

睑板腺的分泌细胞在成熟分化迁移的过程中经历了如下四个时期,在形态学上将其依次称为:基底期、分化期、成熟期及过熟期。分泌细胞内与脂质形成密切相关的细胞器的数量和大小均有所增加,如滑面内质网和过氧化物酶体,脂滴可能由滑面内质网的多层膜结构包裹。分泌细胞的所有成分,包括脂质、蛋白质、核酸等物质构成睑酯,故其成分复杂,其中蜡酯含量最多,此外还有脂肪酸、脂肪醇、长链脂肪酸、长链脂肪醇及固醇类物质。另外,胆固醇等物质也存在于睑酯中。

睑酯是各种极性和非极性油脂的混合物,其中,非极性脂质约占 60%,包括蜡酯、胆固醇酯和甘油三酯;极性脂质占 5%～15%,主要由各种极性磷脂组成。非极性脂质位于泪膜脂质层外表面,减少泪液蒸发;极性脂质位于内表面以锚定非极性层,并与其下面的水液层相连。

病理状态下,睑板腺分泌物成分的改变可导致其相变温度改变,影响黏滞度。例如,蜡酯、甘油三酯及胆固醇酯等减少时,混合物的相变温度升高,黏滞度增加,易发生固化、浓缩或积聚,容易导致睑板腺口阻塞。反之如果睑酯的黏滞度降低,则可导致排出过快过多而表现为高分泌。此外,非极性和极性油脂的比例失调,可直接导致脂质层结构稳定性下降,从而引起干眼。

二、睑板腺分泌

睑板腺分泌的脂质具有以下生理学特征:脂质熔点为 28～32℃,在眼睑温度下保持液态,眼睑温度可影响其液化和黏滞度,眼睑温度(35～37℃)高于睑板腺脂质的熔点;黏滞度为 9.7～19.5Pa·s,并随作用力的不同而发生变化;脂质为非牛顿流体特性,降低黏滞度易排出。睑缘的脂质量为 300μg,泪膜的脂质量约为 9μg,脂质分布到眼表形成泪膜的过程中,需要表面活性剂的参与。

睑板腺分泌出的物质称为**睑酯**,睑酯的屈光指数为 1.46～1.53,但泪膜脂质层非常薄,对整体屈光状态无明显影响。睑酯的分泌主要依靠睑酯的持续分泌产生的分泌压,以及眼轮匝肌和 Riolan 肌的收缩,对睑板腺的压迫驱使作用。生理状态下,有 45% 的睑板腺开口排放睑酯,并呈间歇性,再次分泌需 2 小时;鼻侧 1/3 的睑板腺,处于活跃分泌的腺体数量最多;眼睑的温度影响睑酯的流动性和粘性;通过眨眼时眼睑闭合产生的力量将睑酯均匀分布到泪液层。

Whitnall 等人认为 Riolan 肌在"保持眼睑边缘紧贴眼球和收缩结膜囊"中起重要作用,可阻止异物进入。Riolan 肌主要由快肌肉纤维(Ⅱ型)组成,肌肉的睑板前部分靠近眼睑边缘,几乎全部由Ⅱ型纤维组成。它能使眼睑短暂关闭,如瞬目,并且保持眼睑边缘紧贴眼球表面。

瞬目被认为在睑板腺脂质的释放中起重要作用。据估计在瞬目期间,睑缘向眼球产生 50~70g 的压力,随着眼睛睁开,眼轮匝肌肌纤维收缩使泪囊容积扩大,泪小管口径变小,有助于泪液进入泪囊。开睑时,肌纤维松弛,泪小管扩大,泪湖中泪液进入泪小管,泪囊收缩,使泪囊泪液进入鼻泪管。眼轮匝肌的收缩与舒张起到"泵"的作用,有助于泪液的排出。

包绕在睑板腺导管周围的 Riolan 肌收缩并挤压导管,脂质流出。瞬目结束时,随着 Riolan 肌松弛,脂质分泌终止。眼睑弹性纤维的减少可导致眼睑松弛、睑板腺导管的扩大,以及导致睑板腺功能异常和泪膜质量下降。睑板腺周围弹性纤维的减少可能降低睑酯分泌的主动性运动能力。

白天睑板腺腺管内逐渐填满脂质并扩大,瞬目动作使脂质排到眼表。夜间无瞬目动作时,睑酯排出主要靠腺管内储存脂质自身产生的压力。晨醒时,瞬目动作恢复,腺管内储存相对过多的睑酯在短时间内排出,造成眼表脂质含量明显升高,之后逐渐恢复正常,由此可以解释合并睑板腺功能旺盛的睑缘炎患者,往往清晨症状最严重的原因。

三、睑酯的功能

睑酯分布于泪膜表面,构成泪膜的脂质层,防止泪液蒸发过快。睑酯具有独特的物理化学性质和生理功能,对维持眼表健康具有重要作用:包括阻止水分从眼表蒸发,增强泪膜的稳定性;降低泪液表面张力使泪液能保存于泪膜中;提供光滑平整的光学界面以减少瞬目造成的损伤;作为屏障防止泪膜被皮脂腺分泌物污染、抵抗微生物、抗菌等作用;润滑睑缘及眼球表面,防止眼泪流出结膜囊外,于睡眠时可使眼睑紧密闭合,防止泪液蒸发、外溢。

泪膜脂质层具有维持泪液渗透压,延缓其下方水分蒸发的功能。早在 1941 年 von Bahr 首次对兔角膜表层泪液蒸发进行测量,其后研究发现去除脂质层后泪液蒸发率增加 10~20 倍,继而角膜明显变薄。临床上如患者睑板腺缺失而泪液水液层生成正常时,泪液蒸发率增加 3 倍;如同时有水性泪液不足则蒸发率增加 4 倍。睑板腺缺失比睑板腺阻塞患者具有更高的泪膜蒸发率,而且前者导致眼表病变更为严重。

泪膜随瞬目运动而形成。正常情况下,每隔 5 秒瞬目一次。通过瞬目,突然产生高表面张力,脂质重新分布到眼表面,从而降低眼表面张力,使水液层加厚,防止脂质层与黏液层接触。这对维持泪膜厚度和稳定性至关重要。完整的泪膜可提供一个光滑表面,以减少瞬目对眼表损伤,并保证清晰的视觉。

四、睑板腺分泌的神经体液调节

睑板腺有丰富的神经分布,其神经体液调节过程是一个十分复杂的、影响因素众多的过程。目前,对于神经介质及神经调节机制是如何来调控睑板腺分泌尚未明确。

睑板腺存在雄性和雌性激素受体,雄性激素通过与睑板腺腺泡上皮细胞核内受体蛋白(receptor protein)结合,调节多种基因表达及睑板腺脂质生成,通过增加基因转录和蛋白质的合成使脂质分泌增加。在睾丸切除的患者或者抗雄性激素药物的作用下,睑板腺腺泡细胞的分泌及活性明显降低。雄激素缺乏可能会导致睑板腺功能障碍与蒸发过强型干眼。雄激素受体功能异常,可导致睑板腺分泌脂质组分发生改变,特别是对极性脂肪酸的影响更大,而且存在性别差异。在妇女更年期后、老年人及眼干燥综合征患者中,由于雄激素缺乏可导致MGD和蒸发过强型干眼。

睑板腺腺泡和导管周围存在无髓神经纤维(神经丛),以腺泡周围为主。神经突触作用于腺泡周围,但未及腺泡基底膜,这种作用方式称为中途突触。由于缺乏突触后物质,不能直接作用于目标物,因而也没有突触后神经递质的释放,这是自主神经系统的特点。研究表明睑板腺神经纤维乙酰胆碱阳性,在睑板腺周围还观察到P物质、降钙素(CGRP)、血管活性肠多肽等物质,说明睑板腺周围存在副交感神经系统。因此睑板腺的神经支配类似于副交感神经的类胆碱类。但睑板腺的神经传导通路仍不清楚,需进一步研究。

五、睑板腺脂质异常与MGD的发生

正常情况下,睑板腺分泌物是透亮的,MGD患者的睑板腺分泌物呈混浊状、浓缩的奶酪状、甚至呈牙膏样。Obata等根据睑酯性状分为三种:油样、乳脂样和牙膏样改变;颜色分为三种:黄色、微黄色和白色。睑酯浓度及颜色的改变反映其睑酯成分组成的变化,但与上皮角质化程度无关。

不同类型的睑板腺功能异常,其脂质成分和比例均发生不同程度的变化。睑板腺脂质成分改变,使脂质熔点和黏滞度相继发生变化,造成极性脂质比例增加,破坏脂质层稳定性,也为细菌提供了适合生存的环境。而细菌酯酶的作用会加剧脂质成分的异常。伴有蒸发过强型干眼的睑缘炎患者,其极性脂质磷脂酰乙醇胺(phosphate dylethanolamine)和神经鞘髓磷脂(sphingomyelin)水平降低,极性脂质层的完整性和功能受到明显影响。而非极性蜡酯和胆固醇酯等不饱和脂肪酸是引发睑缘炎的重要因素。睑板腺功能障碍患者的睑酯中则含有更多的分支和不饱和长链脂肪酸。

眼睑正常菌群丛可产生脂酶(lipase),由于眼表泪液不断清洗及新鲜脂质排出,避免脂酶的毒性作用。在睑板腺功能异常患者,由于睑板腺阻塞或脂质发生异常,或具有分解脂肪能力的菌群发生变化,使脂酶分解脂肪活性增强,导致排出脂质成分和比例发生改变。不饱和脂肪酸中油酸(oleic)熔点为14℃,饱和脂肪酸中硬酸(stearic acid)熔点为70℃,故睑板腺脂质中不饱和脂肪酸含量的高低可以改变脂质的熔点,在睑缘炎相关角结膜炎患者,因睑酯含油酸量少而呈牙膏状;脂溢性MGD患者,其脂质成分中油酸含量较高而呈液体状,因此游离性脂肪酸(特别是不饱和酸)是导致睑缘炎多种临床表现的重要因素。

睑板腺腺管过度角质化和睑酯黏滞度增加,从而引起的睑板腺开口堵塞是MGD发病的核心机制。睑板腺相关细胞的异常分化、细菌生长的增加、炎性介质的增加及年龄增长,以及皮肤病,如酒渣鼻、脂溢性皮炎、特应性皮炎、银屑病和红斑狼疮等,均与MGD发生密切相关。

MGD的发生主要与睑酯成分异常及黏滞度增加和睑板腺的角化与导管过度角化有关。睑板腺腺管长、开口直径相对小、易于阻塞;睑缘感染、油性皮肤及结膜松弛等因素都可导致睑酯成分发生质的改变,引起睑酯黏滞度增加,是造成MGD脂质分泌堵塞的重要原因。睑酯也可由于单纯内源或外源性因素的影响而发生黏滞度增加,淤滞的睑酯可逐渐引起腺管扩张和腺泡萎缩,同时淤滞的睑酯也促进细菌在眼表及腺体内的生长,这些细菌通常是存在于人体的正常菌群。细菌量的增多,可产生大量脂肪分解酶,进而分解睑酯成分,产生毒性介质,如游离脂肪酸等,引发炎症反应,促使上皮细胞过度角化,继而导致亚临床炎症反应;毒性和炎性介质可影响泪膜稳定性,增强上皮细胞角化,加重腺管的堵塞。研究发现胆固醇酯和游离脂肪酸酯升高,刺激金黄色葡萄球菌的生长,可引起睑缘炎;凝固酶阴性葡萄球菌、丙酸杆菌和金黄色葡萄球菌所产生的脂酶能分解睑板腺脂质,形成的脂肪酸和甘油酯释放入泪液中,形成泡沫物质,影响泪膜稳定并刺激睑缘,加重眼部不适症状。睑酯成分的改变可导致其熔点的改变,从而导致睑酯更高的黏滞度,混合脱落的上皮细胞,最终导致阻塞型MGD的发生。

睑板腺上皮角化过程:睑板腺与睫毛毛囊在胚胎时期来源相同,它们的共同特点是上皮角化。透明角质颗粒代表角化的初级阶段,中间丝蛋白释放至胞质,不断聚集形成角蛋白丝。随后导致角质化的表皮细胞胞质中充满角蛋白网,这种细胞称为**角质细胞**(keratinocytes)。随后细胞变性,失去核仁,形成最初的角质层。

阻塞型MGD与分泌管及睑板腺开口的过度角化有一定关系,正常睑板腺导管上皮保持一定程度的角化,并具有角化细胞的全部特点。如含有张力丝,透明角质蛋白颗粒及板层片体。导管细胞的过度角化是阻塞型睑板腺功能障碍的主要原因。睑板腺中脱落的角化上皮细胞团阻塞睑板腺开口、淤滞在导管中的分泌物可导致中央导管扩张、腺体退行性扩张及腺泡分泌细胞减少与萎缩,最终被鳞状上皮化生所替代。

随年龄增大,眼睑结构改变,电脑广泛使用,注视时间长,眨眼次数减少是导致 MGD 的常见相关因素。睑板腺阻塞导致其脂质分泌减少,从而引起泪膜脂质层变薄,泪腺不稳定、导致出现蒸发过强型干眼,并且泪液持续处于高渗状态,眼表上皮在高渗环境下,炎症细胞被激活,释放炎症因子,从而加重干眼症状及眼表改变。持续的眼表上皮细胞损伤,有可以导致级联放大的炎症反应,并触发眼表和眼部相关淋巴组织的黏膜免疫系统反应,形成恶性循环,因此在 MGD 的慢性炎症治疗早期阶段,就需要进行免疫调节性治疗。

六、睑板腺异常与眼表病理学改变

睑板腺异常与睑缘炎的关系十分密切。睑缘炎是包括睑缘、睫毛毛囊及相关腺组织的亚急性或慢性炎症,导致睑缘炎的多种病因中,MGD 是重要的病因之一。Mathers 等对慢性睑缘炎患者的睑板腺形态进行观察,发现 74% 患者存在睑板腺腺体缺失,而同年龄的正常人中仅有 20% 存在睑板腺缺失;患者的泪液渗透压随着睑板腺的缺失而增加;MGD 导致泪液脂质层的改变,是蒸发过强型干眼的重要原因之一。

睑板腺的功能会受到角膜接触镜佩戴的影响。配戴角膜接触镜后,脱落的上皮细胞聚集并形成角化簇,可堵塞睑板腺开口,影响睑酯的分泌,进而引发干眼。Arita 等对配戴角膜接触镜的患者进行分析,发现患者睑板腺缺失严重,其数量随角膜接触镜配戴时间的增加而减少,而且常从睑板两侧的腺体向中间腺体进展,且上睑板腺腺体缺失较下睑更严重,作者认为该异常变化可能与瞬目时上睑活动度较大,受到角膜接触镜的刺激更多有关。Villani 等进一步研究显示,配戴角膜接触镜的患者,睑板腺腺泡单位直径随着配戴时间增加而减小,具有时间依赖性,同时睑酯稠厚,腺泡壁形态和腺周间隙不规则,可能是腺体存在炎症的表现,并推测这些变化与角膜接触镜的长期慢性刺激有关。

睑板腺与睑结膜组织在解剖学上位置邻近,过敏性结膜炎症会影响到睑板腺开口区,Arita 等观察发现,在过敏性结膜炎患者中,45% 存在上睑睑板腺导管扭曲,正常人中仅有 8.5%;扭曲的睑板腺脂质排出阻力增加,睑酯的性状和分泌能力均较正常人差。这些改变可能与眼部过敏时患者频繁揉眼,上睑睑板腺在外力作用下发生扭曲有关。特应性角结膜炎是一种比较特殊的眼部过敏症,好发于有特应性皮炎病史的患者,Osama 等发现与单纯阻塞型 MGD 相比,特应性角结膜炎患者的睑板腺缺失程度更高,分泌能力更差,而且腺体存在严重的纤维化和萎缩、腺泡单位密度降低,以及腺周炎症细胞密度增高,因此,特应性角结膜炎可能因睑板腺的缺失而影响泪膜脂质层,加剧泪膜的不稳定和眼表损伤。

睑板腺的功能会受到眼局部药物的影响,尤其在长期局部用药的条件下,影响会更为明显。抗青光眼药物对眼表的影响早已有报道,长期滴用抗青光眼药物可引起泪膜稳定性下降,泪液分泌减少,并影响睑板腺的形态与功能,主要表现为腺体缺失、睑缘异常和睑酯质量下降,且该影响与药物的种类及类型无关。研究发现长期应用抗青光眼药物以后,睑板腺腺泡密度和面积降低,腺泡壁和腺周间隙不规则,这种现象在联合滴用两种或两种以上药物的患者中更为显著。能够影响睑板腺功能的药物还包括抗雄激素药物、抗前列腺增生药物、抗组胺药、抗抑郁药,以及绝经后的激素替代药物和维A酸类药物等。

睑板腺开口区是免疫功能活跃区,一些免疫性疾病可不同程度的累及到睑板腺及其开口区,如干燥综合征(Sjögren syndrome,SS)是一种慢性炎症性自身免疫性疾病,病变主要累及外分泌腺体。SS患者因唾液腺和泪腺功能受损,而出现口干、眼干,以及多系统损害的症状。Shimazaki等对SS患者进行睑板腺观察,84.2%的患者存在睑板腺腺体缺失,而且57.9%的患者存在大于一半的腺体缺失,提示SS可能引起睑板腺组织的破坏。移植物抗宿主病(graft-versus-host disease,GVHD)是同种异基因造血干细胞移植后,移植物中的抗原特异性淋巴组织识别宿主抗原,对宿主细胞产生免疫损伤,出现多系统损害的全身性疾病。干眼是GVHD的主要眼部并发症。Yuniiko等对GVHD进行睑板腺的形态学观察分析发现,患者睑板腺呈现萎缩与缺失、腺体炎症细胞浸润,以及广泛纤维化,这些改变在GVHD早期即可出现。

（赵少贞）

参 考 文 献

1. 赵堪兴,杨培增.眼科学.第8版.北京:人民卫生出版社,2013:23.

2. 朱志忠.实用眼表病学.北京:北京科学技术出版社,2004:112-119.

3. 李美玉,王宁利.眼解剖与临床.北京:北京大学医学出版社,2003:60-69.

4. 刘祖国.眼表疾病学.北京:人民卫生出版社,2003:8.

5. Krachmer JH, Mannis MJ, Holland EJ. Cornea: Fundamentals, Diagnosis and Management. 3rd ed. London: Mosby. 2011.

6. Kurokawal, Mayer-da-Silva A, Gollniek H, et al. Monoclonal antibody labeling for cytokeratins and filaggrin in the human pilosebaceous unit of normal, seborrhoeic and acne skin. Jin vest Demraotl. 1988,91(6):566-571.

7. Zouboulis CC. Acne and sebaceous gland function. Clin Demratol. 2004,22(5):360-366.

8. Downie MM, Kealey T. Human sebaceous glands engage in aerobic glycolysis and glutaminolysis. BrJ Demratol,2004,151(2):320-327.

9. Wrobel A, Seltmann H, Fimmel S, et al. Differentiation and apoptosis in human immortalized se-

bocyets. Jin vest Demratol. 2003, 120(2):175-181.

10. 张学军,刘维达,何春涤. 现代皮肤病学基础,北京:人民卫生出版社,2001:30.

11. Zouboulis CC, Bohm M. Neuroendocrine regulation of sebocytes-apathogenetic link between stress and acne. Exp Dermatol. 2004, 13(Supp14):31-35.

12. Chen W, Thiboutot D, Zouboulis CC. Cutnaeous androgen metabolism: basic research and clinical perspectives. Jin vest Demratol. 2002, 119(5):992-1007.

13. Fritseh M, Oarfnos CE, Zouboulis CC. Sebocytes are the key regulators of androgen homeostasis in human skin. Jin vest Demratol. 2001, 116(5):793-800.

14. Zouboulis CC, Bosehnkaow A. Chronological ageing and photoageing of the human sebaceous gland. Clin Exp Demratol. 2001, 26(7):600-607.

15. Zouboulis CC. Acne and sebaceous gland function. Clin Demratol. 2004, 22(5):360-366.

16. Downie MM, Kealey T. Lipogenesis in the human sebaceous gland: glycogen and Glycerophosphate are substrates of the synthesis of sebum lipids. J Invest Demratol. 1998, 111(2): 199-205.

17. Zouboulis CC. Acne and sebaceous gland function. Clin Demratol. 2004, 22(5):360-366.

18. Zouboulis CC, Bosehnkaow A. Chronological ageing and photoageing of the human sebaceous gland. Clin Exp Demratol. 2001, 26(7):600-607.

19. Leveque JL, Pierard-Frnaehimont C, deRigal J, et al. Effect of topical cortieosteroids on human sebum production assessed by two different methods. Arch Demratolres. 1991, 283(6): 372-376.

20. Pelletie Q, Ren L. Localization of sex steroid receptors in human skin. Histol Histo Pathol. 2004, 19(2):629-636.

21. 奥斯伯. 精编分子生物学实验指南. 北京:科学出版社,2008:114.

22. 沈同,王镜岩. 生物化学. 第3版. 北京:高等教育出版社. 1994:311.

23. 成令忠. 组织学. 第2版. 北京:人民卫生出版社,1994:993.

24. Joris L, Koruse ME, Hagiwara G. Patch-clamp study of cultured human sweat duct cells amiloride-blockable Na$^+$ channel. Flugers Arch. 1989, 414(3):369-372.

25. Collin JRO: A manual of systematic eyelid surgery. London and edinburgh, Churchill Livingstone. 1983.

26. Wulc AE, Dryden RM, Khatchaturian T. Where is the gray line? Arch Ophthalmol. 1987, 105: 1092-1098.

27. Knop E, Knop N, Zhivov A, et al. The lid wiper and muco-cutaneous junction anatomy of the human eyelid margins: an in vivo confocal and histological study. J Anat. 2011, 218:449-461.

28. Marx E. Uber vitale Farbung des Auges und der Augenlieder. I. Uber Anatomie, Physiologie und Pathologie des Augenlidrandes und der Tranenpunkte. Graefe's Arch Ophthalmol. 1926, 116: 114-125.

29. Dougherty JM, McCulley JP. Bacterial lipases and chronic blepharitis. Invest Ophthalmol Vis Sci. 1986; 27(4):486-491.

30. Knop E, Korb DR, Blackie CA, et al. The lid margin is an underestimated structure for preserva-

tion of ocular surface health and development of dry eye disease. Dev Ophthalmol. 2010,45:
108-122.

31. Holly FJ:Tear film physiology. Am J Optom Physiol Opt 1980,57:252-257.

32. Rüfer F,Brewitt H:Das Trockene Auge. Klin Monatsbl Augenheilkd. 2004,221:R51-R70.

33. Wolff E:The mucocutaneous junction of the lid margin and the distribution of the tear fluid. Trans Ophthalmol Soc UK. 1946,66:291-308.

34. Korb DR,Herman JP,Greiner JV,Scaffidi RC,Finnemore VM,Exford JM,Blackie CA,Douglass T:Lid wiper epitheliopathy and dry eye symptoms. Eye Contact Lens. 2005,31:2-8.

35. Korb DR,Greiner JV,Herman JP,Hebert E,Finnemore VM,Exford JM,Glonek T,Olson MC:Lid wiper epitheliopathy and dry-eye symptoms in contact lens wearers. CLAO J. 2002,28:211-216.

36. Norn MS:Vital staining of the canaliculus lacrimalis and the palpebral border (Marx line). Acta Ophthalmol (Copenh). 1966,44:948-959.

37. King-Smith PE,Fink BA,Hill RM,Koelling KW,Tiffany JM. The thickness of the tear film. Curr Eye Res. 2004,29:357-368.

38. Wolfram-Gabel R,Sick H:Microvascularization of the mucocutaneous junction of the eyelid in fetuses and neonates. Surg Radiol Anat. 2002,24:97-101.

39. Wolff E:The mucocutaneous junction of the lid margin and the distribution of the tear fluid. Trans Ophthalmol Soc UK. 1946,66:291-308.

40. Yamaguchi M,Kutsuna M,Uno T,Zheng X,Kodama T,Ohashi Y:Marx line:fluorescein staining line on the inner lid as indicator of meibomian gland function. Am J Ophthalmol. 2006,141:669-675.

41. Shaw AJ,Collins MJ,Davis BA,Carney LG:Eyelid pressure:inferences from corneal topographic changes. Cornea. 2009,28:181-188.

42. Korb DR,Baron DF,Herman JP,Finnemore VM,Exford JM,Hermosa JL,Leahy CD,Glonek T,Greiner JV:Tear film lipid layer thickness as a functionof blinking. Cornea. 1994,13:354-359.

43. Lemp MA:Precorneal fluid and blinking. Int Ophthalmol Clin. 1981,21:55-66.

44. Duke-Elder S, Wybar KC. The Anatomy of the Visual System. London:Henry Kimpton. 1961:577.

45. Virchow H. Mikroskopische Anatomie der äusseren Augenhaut und des Lidapparates. In:Saemisch T,ed. Graefe-Saemisch Handbuch der gesamten Augenheilkunde. Band 1,1. Abteilung, Kapitel Ⅱ.2 ed. Leibzig:Verlag W. Engelmann. 1910:431.

46. Wolff E. Anatomy of the Eye and Orbit. London:Lewis and Co. 1954.

47. Knop N, Knop E. [Meibomian glands, Part I:anatomy, embryology and histology of the meibomian glands]. Meibom-Drüsen,Teil I:Anatomie,Embryologie und Histologie der Meibom-Drüsen. Ophthalmologe. 2009,106:872-883.

48. 倪逴. 眼的病理解剖基础与临床. 上海:科学普及出版社,2002:43.

49. Riolan J. Anthropographia et osteologia. Paris:Moreau:1626.

50. Lemke BN,Lucarelli MJ. Anatomy of the ocular adnexa,orbit,and related facial structures. In:

Nesi FA,Lisman RD,Levine MR,eds. Ophthalmic Plastic and Reconstructive Surgery. 2nd ed. St Louis:Mosby. 1998:32-33.

51. Beard C,Sullivan JH. Anatomy of the eyelids,lacrimal system and orbit. In:Stewart WB,eds. Ophthalmic Plastic and Reconstructive Surgery. San Francisco:American Academy of Ophthalmology. 1984:70-75.

52. Doxanas MT,Anderson RL. Clinical Orbital Anatomy. Baltimore:Williams and Wilkins. 1984: 62-87.

53. Lipham WJ,Tawfik HA,Dutton JJ. A histologic analysis and three-dimensional reconstruction of the muscle of Riolan. Ophthal Plast Reconstr Surg. 2002,18(2):93-98.

54. Whitnall SE. The Anatomy of the Human Orbit and Accessory Organs of Vision. 2nd ed. New York:Oxford University Press Inc. 1932,148-163.

55. Inoue K,Rogers JD. Botulinum toxin injection into Riolan's muscle:somatosensory 'trick'. Eur Neurol. 2007,58 (3):138-141.

56. Alibardi L. Structural and immunocytochemical characterization of keratinization in vertebrate epidermis and epidermal derivatives. In:Kwang WJ,ed. International Review of Cytology A Survey of Cell Biology. Vol. 253. Academic Press. 2006:177-259.

57. Jester JV,Nicolaides N,Smith RE. Meibomian gland studies:histologicand ultrastructural investigations. Invest Ophthalmol Vis Sci. 1981,20:537-547.

58. Knop E,Knop N,Millar T,et al. The international workshop on meibomian gland dysfunction:report of the subcommittee on anatomy,physiology,and pathophysiology of the meibomian gland. Invest Ophtfialmol. 2011,52(4):1938-1978.

59. Olami Y,Zajicek G,Cogan M,et al. Turnover and migration of meibomian gland cells in rats' eyelids. Ophthalmic Res. 2001,33(3):170-175.

60. Gorgas K,Volkl A. Peroxisomes in sebaceous glands. IV. Aggregates of tubular peroxisomes in the mouse Meibomian gland. Histochem J. 1984,16(10):1079-1098.

61. Foulks GN,Borchman D,Yappert M,et al. Topical azithromycin therapy for meibomian gland dysfunction:clinical response and lipid alterations. Cornea. 2010,29(7):781-788.

62. Shine WE,McCulley JP. Association of meibum oleic acid with meibomian seborrhea. Cornea. 2000,19(1):72-74.

63. Zengin N,Tol H,Gimduz K,et al. Meibomian gland dysfunction and tear film abnormalities in rosacea. Comea. 1995,14(2):144-146.

64. Rantamaki AH,Wiedmer SK,Holopainen JM. Melting points—the key to the anti-evaporative effect of the tear film wax esters. Invest Ophthalmol Vis Sci. 2013,54(8):5211-5217.

65. Bron AJ,Tiffany JM,Gouveia SM,et al. Functional aspects of the tear film lipid layer. Exp Eye Res. 2004,78(3):347-360.

66. Chung CW,Tigges M,Stone RA. Peptidergic innervation of the primate meibomian gland. Invest Ophthalmol Vis Sci. 1996,37(1):238-245.

67. Esmaeli B,Harvey JT,Hewlett B. Immunohistochemical evidence for estrogen receptors in meibomian glands. Ophthalmology. 2000,107(1):180-184.

68. Sullivan BD, Evans JE, Cermak JM, et al. Complete androgen insensitivity syndrome: effect on human meibomian gland secretions. Arch Ophthalmol. 2002, 120(12):1689-1699.

69. Shine WE, McCulley JP. Association of meibum oleic acid with meibomian seborrhea. Cornea. 2000, 19(1):72-74.

70. Yokoi N1, Mossa F, Tiffany JM, Bron AJ. Assessment of meibomian gland function in dry eye using meibometry. Arch Ophthalmol. 1999, 117(6):723-729.

71. Sullivan DA, Sullivan BD, Ullman MD, et al. Androgen influence on the meibomian gland. Invest Ophthalmol Vis Sci. 2000, 41(12):3732-3742.

72. Wickham LA, Gao J, Toda I, et al. Identification of androgen, estrogen and progesterone receptor mRNAs in the eye. Acta Ophthalmol Scand. 2000, 78(2):146-153.

73. Schirra F, Suzuki T, Richards SM, et al. Androgen control of gene expression in the mouse meibomian gland. Invest Ophthalmol Sci. 2005, 46(10):3666-3675.

74. Sullivan DA, Sullivan BD, Evans JE, et al. Androgen deficiency. Meibomian gland dysfunction, and evaporative dry eye. Ann NY Acad Sci. 2002, 966:211-222.

75. 高莹莹. 睑板腺功能异常研究进展. 国外医学(眼科学分册), 2003, 01:49-53.

76. Gutgesell VJ, Stem GA, Hood CI. Histopathology of meibomian gland dysfunction. Am J Ophthalmol. 1982, 94(3):383-387.

77. Olami Y, Zajicek G, Cogan M, et al. Turnover and migration of meibomian gland cells in rats' eyelids. Ophthalmic Res. 2001, 33(3):170-175.

第二篇　临床篇

第三章　睑　缘　炎

一、定　义

　　睑缘炎是指睑缘部皮肤黏膜、睫毛毛囊及睑板腺等组织的亚急性或慢性炎症,为临床常见疾病,一般双眼发病,呈慢性、复发性临床过程。由于炎症累及睑缘部位的不同,睑缘炎可分为前睑缘炎、后睑缘炎(主要表现为睑板腺功能障碍)和混合型睑缘炎。睑缘炎,尤其是后睑缘炎和混合型睑缘炎常导致不同程度的泪液功能障碍、相邻眼表组织的炎症,如结膜炎和角膜炎,以及加重原有的眼表疾病,如过敏性角结膜炎和干眼。睑缘炎可以单独的疾病形式存在,也可为全身或眼部其他疾病临床表现的一部分,如 Stevens-Johnson 综合征、脂溢性皮炎及酒渣鼻等。

　　睑缘炎虽为常见疾病,但临床上易被忽略,而且迄今为止,国内外均缺乏共识性的诊断和治疗标准,因此,对于睑缘炎的病因、病理机制、临床分类及诊断与治疗等问题仍需要深入的探讨与研究。

二、流　行　病　学

　　一般认为,睑缘炎是常见眼病,但目前国内外尚缺乏其确切发病率及在人群中的流行病学资料。在现有的文献报道中,多为以临床资料分析为主的患病情况,但是由于研究对象、年龄及人种的不同,以及睑缘炎定义、临床分类及诊断标准的不一,其结果差异很大,如有统计表明 MGD 的患病率为 3.5% ~69% 不等。因此,在比较各个文献报道的患病率或发病率时,应特别注意其可比性的问题。

　　一项来自美国的调查发现,在眼科医师所诊疗的临床患者中,睑缘炎的比例为 37% ,而在视光医师的门诊中,该比例高达 47% ;来自英国的一项临床流行病资料显示,睑缘炎和结膜炎占眼科急诊中炎症性眼病的 71% ;西班牙一项临床随机抽样研究显示,有症状和无症状 MGD 的患病率分别为 8.6% 和 21.9% 。在我国,目前尚缺乏睑缘炎的流行病学调查资料,北京眼病研究中发现,40 岁以上人群中 MGD 的患病率高达 69%。

一般认为睑缘炎多在中年发病,少数患者也可自幼年起病,并且随年龄增加,其发病率逐渐上升,其中脂溢性睑缘炎和 MGD 患者的年龄通常较大,且睑缘炎病程更长。

三、病因与分类

(一) 病因

目前,睑缘炎的病因仍不清楚,一般认为睑缘炎是一种多病因共同作用而导致的疾病,如感染(如细菌、病毒、真菌或寄生虫感染)、免疫及代谢(如 MGD)等。

细菌是睑缘炎研究较多的病因之一,患者睑缘部的正常菌群细菌量的增加或正常菌群失衡均会导致睑缘炎的发生。研究发现睑缘炎患者睑缘部和结膜囊细菌的检出率高于正常人。细菌产生的脂酶可使睑板腺脂质分泌物发生改变,胆固醇含量增加,从而有利于细菌的进一步生长与繁殖。细菌还可以通过其毒性作用、对组织的直接侵袭、引发组织炎症反应,以及免疫反应导致睑缘炎的发生。研究证实机体对金黄色葡萄球菌细胞壁成分的免疫反应可导致睑缘炎。

病毒可能是睑缘炎的病因之一,常见病毒包括单纯疱疹病毒、水痘-带状疱疹病毒、传染性软疣病毒,以及寻常疣病毒等。

真菌导致的睑缘炎临床并不多见,主要见于长期应用免疫抑制、糖皮质激素或广谱抗菌药的患者,患者通常会合并全身真菌感染,多为念珠菌感染。

寄生虫,尤其蠕形螨可能是睑缘炎的另一病因。螨虫的侵袭以及其代谢产物可导致毛囊或睑板腺阻塞,因而诱发炎症反应。近期一项关于螨虫与睑缘炎的 Meta 分析报告指出,临床上,当患者按睑缘炎常规治疗无效时,应注意进行睑缘蠕形螨的检查。

过敏反应也可为睑缘炎的病因,临床上主要包括特应性皮炎和接触性皮炎相关的睑缘炎。特应性皮炎是一种伴有严重瘙痒的慢性炎症性皮肤病,常常累及面部及眼睑,可导致睑缘炎、结膜炎和角膜炎,往往会继发金黄色葡萄球菌感染。由于眼睑皮肤薄,对外部刺激因素相对比较敏感,因此在某些刺激物的作用下,如化妆品、局部药物(如新霉素、阿托品、肾上腺素等)、植物以及某些化学物品,可发生眼睑皮肤湿疹和滤泡性结膜炎。

眼部长期使用化妆品也可能是导致睑缘炎的病因之一,尤其是劣质化妆品,其中所含的对人体有害的重金属元素(如铅、汞等),会对睑缘皮肤产生有害性刺激;同时,化妆品中所含的致敏物质,可使过敏性体质的患者发生眼部皮肤过敏反应,使睑缘局部更易受细菌的感染,进而导致睑缘炎的发生。

全身性疾病,如酒渣鼻、脂溢性皮炎及慢性移植物抗宿主病等,也可导致继发性睑缘炎。眼局部其他疾病,如干眼、睑板腺囊肿、结膜炎和角膜炎,可间接地影响到睑缘组织,从而引起睑缘炎的发生。此外,空气污染、过于干燥的环境等因素可能与睑缘炎的发生也有一定关系。

（二）分类

迄今为止,关于睑缘炎的分类尚无统一标准。早在1908年,Elsching就首先描述了睑缘炎,Thygeson于1946年将睑缘炎分为溃疡性睑缘炎和鳞屑性睑缘炎,并证实了异常的葡萄球菌菌落与睑缘炎的关系。之后McCulley等根据睑缘炎患者眼睑、睫毛、毛囊、睑板腺、结膜和角膜的临床表现,将睑缘炎分为六类:①葡萄球菌性睑缘炎;②脂溢性睑缘炎;③混合型睑缘炎(葡萄球菌和脂溢性);④皮肤脂溢性伴睑板腺脂溢;⑤继发睑板腺炎的脂溢性睑缘炎;⑥原发性睑板腺炎。此分类方法较为复杂,临床应用受到了限制。1991年Huber-Spitzy简化了睑缘炎分类,将其分为干性睑缘炎、脂溢性睑缘炎和溃疡性睑缘炎。以往国内教科书及专著中,通常将睑缘炎分为:鳞屑性睑缘炎、溃疡性睑缘炎和眦部睑缘炎。

目前,根据多数文献的报道,较为常用的睑缘炎分类方法包括:解剖部位分类与病因分类。

1. 解剖部位分类 是目前比较公认且常用的分类方法。主要依据炎症侵及睑缘的解剖部位,将其分为三类:

（1）前睑缘炎:炎症主要累及睫毛根部和毛囊,包括传统分类中的葡萄球菌性睑缘炎和脂溢性睑缘炎。

（2）后睑缘炎:炎症主要累及睑板腺及其腺口,最常见原因是MGD,其他还包括单纯疱疹病毒或水痘-带状疱疹病毒感染、特应性睑缘结膜炎以及慢性移植物抗宿主病等。

（3）混合型睑缘炎:前后部睑缘均受累。

睑缘炎,尤其是后睑缘炎和混合型睑缘炎常可导致角结膜病变,临床上称其为**睑缘炎相关角结膜病变**（Blepharokeratoconjunctivitis,**BKC**）。

2. 病因分类 根据可能的发病原因,将睑缘炎分为非感染性睑缘炎和感染性睑缘炎(表3-1)。

表3-1 睑缘炎的病因分类

非 感 染 性	感 染 性
脂溢性	细菌(最常见于金黄色葡萄球菌、表皮葡萄球菌和痤疮丙酸杆菌)
睑板腺功能障碍(MGD)	病毒(单纯疱疹病毒、水痘-带状疱疹病毒、传染性软疣病毒以及寻常疣病毒)
过敏(特应性皮炎和接触性皮炎)	真菌(少见,见于免疫缺陷性疾病或长期应用免疫抑制剂和糖皮质激素的患者)
皮肤病相关(酒渣鼻)	寄生虫(蠕形螨,阴虱)

四、病 理 机 制

睑缘炎的病理机制十分复杂,可能与多种机制相互作用有关,其中主要包括睑缘微生物感染、睑板腺脂质分泌的异常,以及免疫反应等。

(一) 微生物感染

在慢性睑缘炎患者中,睑缘最常分离出的细菌包括:表皮葡萄球菌、痤疮丙酸杆菌、棒状杆菌和金黄色葡萄球菌,并且其细菌克隆数明显高于正常人。现有研究认为在葡萄球菌性睑缘炎的发病中,表皮葡萄球菌和金黄色葡萄球菌起主要作用,但是具体发病机制尚不完全明确。

McCulley 和 Dougherry 发现,在葡萄球菌性合并脂溢性睑缘炎者,睑缘分离出的金黄色葡萄球菌的比例明显高于对照组。金黄色葡萄球菌和表皮葡萄球菌所产生的分解脂肪的胞外酶,包括甘油三酯脂肪酶、胆固醇酯酶和蜡酯酶等,可水解蜡酯和胆固醇,释放大量游离脂肪酸和其他脂质代谢产物。其中游离脂肪酸具有较强的刺激性,不仅可破坏泪膜的完整性,而且有助于表皮葡萄球菌和金黄色葡萄球菌在睑缘部繁殖,进而形成恶性循环。

另外,有研究发现睑缘炎与糠疹癣菌属感染有关,该菌可产生大量脂肪酸,利于其在睑缘生长繁殖。

(二) 睑板腺脂质分泌异常

泪膜由脂质层、水液层及黏蛋白层组成,睑板腺是人类泪膜脂质的主要来源。睑板腺分泌的睑酯是一种由多种极性和非极性脂质组成的混合物,其中主要包括固醇酯类、甘油三酯、游离固醇、游离脂肪酸、磷脂、蜡酯及二酯类(1981年睑酯一词被列入医学词典,用来描述此类分泌物)。非极性脂质位于泪膜脂质层外层,其功能为减少泪液水分的蒸发,极性脂质则位于泪膜脂质层内层,主要起与其下面的水液层以及黏蛋白层相结合的作用,因此极性脂质对于泪膜的稳定十分重要。

睑酯的屈光指数为 1.46 ~ 1.53,熔点为 28 ~ 32℃,黏滞度为 9.7 ~ 19.5Pa·s,眼睑部温度可影响其流动性和黏滞度。睑酯具有非牛顿流体特性,在瞬目剪切力的作用下,其黏滞度会下降,更有利于其从睑板腺管开口排出,因此临床治疗中,需要嘱患者做眼睑局部热敷,当眼睑温度达到 35 ~ 37℃时,睑酯黏稠度下降,睑酯更易排出,既可减少脂质在腺管内潴留,也有利于炎症的控制。

睑酯除了能够减少泪膜水液层的蒸发、增加泪膜稳定性和促进泪膜分布以外,还具有维持眼表光滑的光学表面、减少微生物和有机物的侵袭、减少佩戴角膜接触镜的不适感、防止泪液从睑缘溢出、防止皮肤脂质对泪膜的污染,以及睡眠时封闭睑裂等功能。

随年龄增加,泪液渗透压和睑酯的混浊增加,同时泪膜水液层分泌减少、睑酯分泌量减少和泪膜破裂时间缩短。研究发现30岁后睑板腺缺失程度开始增加,在50岁后,睑板腺和睑缘会发生解剖学异常改变,如睑缘血管密度增加、睑缘角化和毛细血管扩张等。这些睑板腺的功能或睑缘解剖结构的异常会导致睑缘炎症发生以及眼表的损伤。如睑酯质和量的变化,可引起泪膜的稳定性下降,严重时导致角结膜上皮损伤;睑缘的炎症又可加剧睑板腺开口角化和阻塞,加剧睑酯分泌的障碍;脂溢性睑缘炎者,过度分泌的脂质可在睑缘形成结痂,最终也会导致睑板腺开口阻塞;睑缘瘢痕形成使睑板腺开口受到牵拉,其位置发生改变,使睑酯不能正常分布到眼表。

慢性睑缘炎者可发生睑酯成分的改变,当极性脂质减少时,泪膜稳定性下降、泪膜涂布不均、水液蒸发过强;而在发生阻塞型MGD的患者,其非极性脂质发生改变,包括甘油三酯和胆固醇增加,导致睑酯熔点增高,睑酯更加黏稠与流动性下降、睑板腺导管阻塞及脂栓形成,因此可以看出睑缘炎,尤其是后睑缘炎和混合型睑缘炎,发生蒸发过强型干眼的病理基础主要是睑酯质量的改变。

(三) 免疫反应

研究发现免疫反应参与了睑缘炎发病。动物实验证实,对金黄色葡萄球菌细胞壁成分的免疫反应,可以引起兔睑缘炎。临床调查表明,40%的慢性睑缘炎患者对金黄色葡萄球菌的细胞免疫功能增强。葡萄球菌性睑缘炎相关角膜炎的发生同样与细胞免疫反应相关,葡萄球菌抗原可以诱导免疫细胞,后者与角膜上皮细胞表达的受体结合,从而引起角膜组织的免疫性炎症反应。

综上所述,睑缘炎是上述多种因素共同作用的结果,而睑缘炎症又可导致泪液蒸发过强、泪膜不稳定、泪液渗透压增加和炎性细胞因子表达增加,从而引起眼表组织的炎症改变和组织损伤。

五、临床表现

睑缘炎通常双眼发病,常见症状包括:异物感、刺激、流泪、眼痒、眼干、视物模糊、睫毛粘结、不能耐受角膜接触镜、畏光以及瞬目增多等,但这些症状均无特异性。由于夜间眼睑闭合,眼表温度升高,泪液分泌减少,细菌产生的毒性产物和炎症不能从眼表有效清除,因而睑缘炎患者的上述症状往往在晨起时较重。

后睑缘炎及混合型睑缘炎患者的症状通常较多且重。如果MGD患者发生由于泪液过度蒸发和泪液渗透压增加导致的干眼,其症状常在下午或晚间加重。

(一) 前睑缘炎

前睑缘炎中最常见的为葡萄球菌性睑缘炎和脂溢性睑缘炎。

1. 葡萄球菌性睑缘炎 多见于年轻女性,平均年龄42岁左右,典型特征包括:睑缘充血或毛细血管扩张、睫毛根部鳞屑、结痂,当炎症急性加重时,可发生睑缘溃疡。葡萄球菌分解物和炎性细胞凝结在睫毛根部形成鳞屑,随着睫毛的生长,可环绕睫毛形成环形鳞屑,与沿睫毛长轴形成的袖套样柱状结痂不同,袖套样柱状结痂常见于睑缘毛囊蠕形螨感染(图3-1～图3-4)。

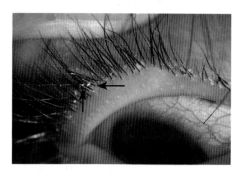

图3-1　睑缘充血 睫毛根部鳞屑(箭头示)

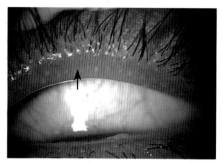

图3-2　睑缘毛细血管扩张(箭头示)

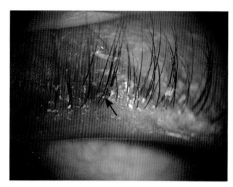

图3-3　睫毛根部环形鳞屑(箭头示)

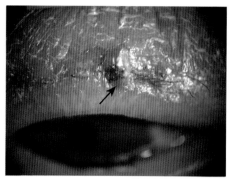

图3-4　溃疡性睑缘炎(箭头示)

睑缘慢性炎症导致睑缘形态的改变,如睑缘的切迹形成、睑缘增厚,严重患者常伴有睫毛脱失、稀疏、睫毛异位生长等(图3-5～图3-6)。

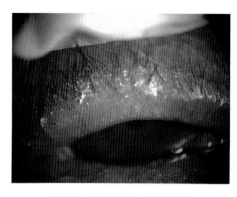

图3-5　睑缘增厚,睫毛稀疏

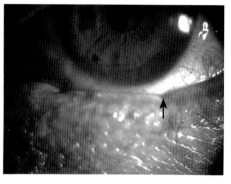

图3-6　睑缘切迹形成(箭头示)

通常,葡萄球菌性睑缘炎比其他类型前睑缘炎患者的体征更加明显,部分患者易发生反复发作的睑腺炎、轻中度结膜炎、点状角膜上皮病变、角膜边缘浸润或溃疡、角膜新生血管及泡性角结膜炎(图3-7~图3-8)。

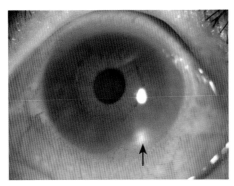

图3-7 葡萄球菌性睑缘炎并发泡性角结膜炎(箭头示)

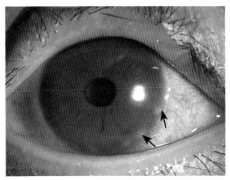

图3-8 葡萄球菌性睑缘炎并发角膜边缘浸润(箭头示)

2. 脂溢性睑缘炎 脂溢性睑缘炎主要与睑酯分泌过强有关,与葡萄球菌性睑缘炎相比,患者年龄偏大,平均在50岁左右,无明显性别差异,多数患者同时伴有面部、额及眉部和头皮部的皮肤脂溢性皮炎。患者临床症状相对较轻,前睑缘常充血、有脂样鳞屑,约1/3患者伴干眼、15%患者可出现反复点状角膜上皮糜烂(图3-9~图3-12)。

当葡萄球菌性睑缘炎和脂溢性睑缘炎伴发角膜病变时,临床上常易被误诊为病毒性角膜炎,临床上需要注意鉴别。前睑缘炎伴发的角膜病变多为双眼发病,睑缘部有不同程度的炎症表现,而病毒性角膜炎多单眼发病,且睑缘多无明显炎症。

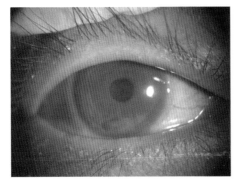

图3-9 脂溢性睑缘炎,睫毛根部脂性鳞屑

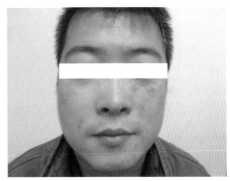

图3-10 患者面部脂溢性皮炎

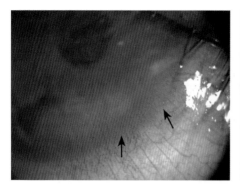 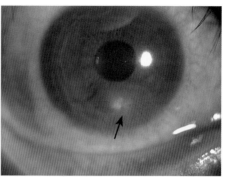

图 3-11　脂溢性睑缘炎,下周边角膜血管翳(箭头示)　　图 3-12　脂溢性睑缘炎,下周边角膜浸润(箭头示)

(二) 后睑缘炎

后睑缘炎多由于睑板腺功能障碍(MGD)所致。MGD 多见于成年及老年人,临床上有高分泌型、低分泌型和阻塞型三种,后两种临床更为常见。

后睑缘炎的体征主要包括:睑缘充血或毛细血管扩张、睑缘形态的变化、睑板腺分泌物的改变、睑酯排出困难、睑板腺腺体的减少、缺失或萎缩。

睑缘形态变化多种多样,如后睑缘钝圆、增厚,可伴有血管扩张、睑缘表面不平整、过度角化、切迹形成或呈锯齿状;睑板腺开口狭窄或阻塞、脂栓或脂帽形成等(图 3-13 ~ 图 3-15)。

正常睑板腺分泌的睑酯外观清亮,呈稀薄油状,轻压睑缘可见睑板腺开口处有睑酯溢出(图 3-16)。MGD 患者的睑酯外观污浊、不透明、流动性差、黏滞度高,常在睑板腺口区形成脂栓,呈冠帽状,或牙膏状等,压迫睑缘可见污浊性睑酯溢出,有时其至可见存在细小颗粒状脂质物(图 3-17)。部分患者睑缘部附着有泡沫样分泌物,外眦部较为常见(图 3-18)。

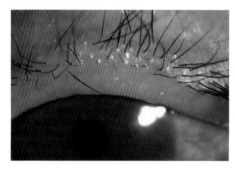 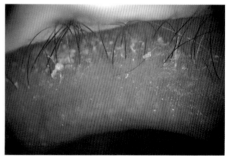

图 3-13　后睑缘炎,睑缘充血　　　　　图 3-14　后睑缘炎,睑缘脂栓、结痂

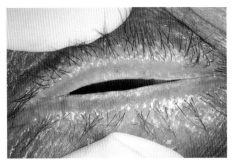

图 3-15　后睑缘炎,睑缘过度角化,
睑缘不平整

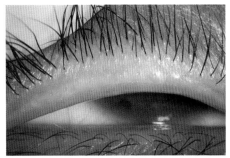

图 3-16　正常睑板腺开口

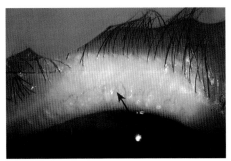

图 3-17　后睑缘炎,睑板腺开口阻塞,挤压
后分泌物污秽伴颗粒溢出(箭头示)

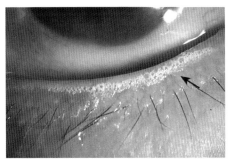

图 3-18　后睑缘炎,睑缘泡沫样
分泌物(箭头示)

　　通过棉棒或手指挤压睑缘,可以看到睑板腺分泌的睑酯从睑板腺开口处溢出,如无开口阻塞,轻压睑缘后,睑酯即可溢出。在睑板腺开口阻塞或睑酯过于黏稠时,需要用较大压力,才能见到睑酯溢出,说明睑酯发生了病理性改变或睑板腺开口发生了阻塞。在固定压力下,观察睑酯排出的难易程度,可以对其阻塞程度做出定量性临床评价。

　　用裂隙灯可以观察到少数患者的睑板腺形态和数量,由于受到反射光影响以及睑板纤维软骨样组织的遮挡,多数情况下往往难以清晰地观察到睑板腺。利用红外线睑板腺分析仪可清楚地观察到睑板腺形态和数量,并定量测定睑板腺的减少或缺失程度,同时可以根据其程度进行睑板腺功能的临床评分和分级,客观地判断睑板腺功能和评价治疗效果。

　　随着 MGD 病变持续进展,睑板腺可出现广泛萎缩,睑酯分泌障碍,导致泪液脂质层缺乏,泪液水液层蒸发过强,进而引起一系列的眼表损害,如干眼、结膜炎、角膜上皮病变等,严重者可出现角膜溃疡、角膜血管翳,或继发性角膜感染的发生,其发生比例高于前睑缘炎。

（三）混合型睑缘炎

当炎症累及前后部睑缘时，称为混合型睑缘炎或全睑缘炎，患者同时具有前睑缘炎和后睑缘炎的临床表现。全睑缘炎可以是在发病初始期，前后部睑缘就同时受累，也可是前睑缘炎或后睑缘炎炎症的蔓延、发展而成（图3-19～图3-20）。

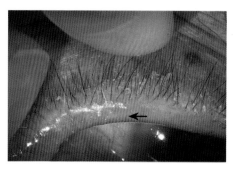

图3-19　混合型睑缘炎
睑缘钝圆增厚、充血、睫毛根部大量
鳞屑，睑板腺口阻塞（箭头示）

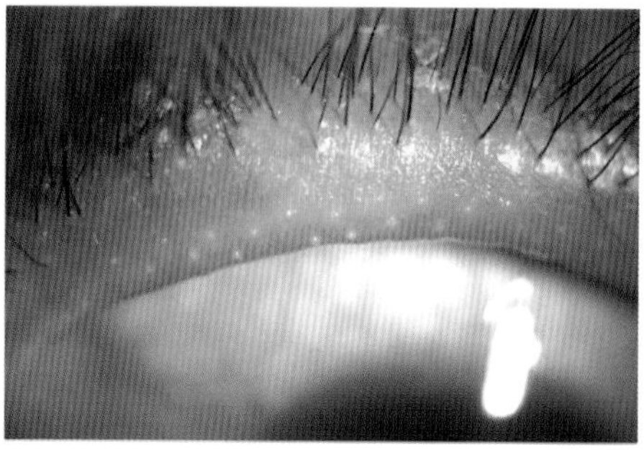

图3-20　混合型睑缘炎

不同类型睑缘炎的典型表现总结见表3-2。

表3-2　不同类型睑缘炎的典型临床表现

表　现	前睑缘炎（葡萄球菌）	前睑缘炎（脂溢性）	后睑缘炎（MGD）
流行病学资料	多见于中青年，女性	多见于成年、老年人，无显著性别差异	老年人为主
眼睑分泌物	睫毛根部或沿睫毛环形结痂	睑缘或睫毛周围脂性结痂	睑酯稠厚，堵塞睑板腺导管开口，或泡沫样分泌物
睑缘溃疡	睫毛根部	——	——
睑缘瘢痕	可以发生	——	长期患者可见
睫毛缺失或稀疏	常见	罕见	少见
睫毛乱生	常见	罕见	病程长时可见
睑板腺囊肿	罕见	罕见？	可见
睑腺炎	可以发生	——	——
结膜	轻到中度充血，偶尔见泡性结膜炎	轻度充血	轻到中度充血，睑结膜乳头

表　现	前睑缘炎 （葡萄球菌）	前睑缘炎 （脂溢性）	后睑缘炎（MGD）
水液缺乏型干眼	常见（50%有干燥性结膜炎）	常见（25%～40%有干眼）	常见（有酒渣鼻者50%合并干眼）
角膜	下方点状角膜上皮糜烂、边缘浸润、新生血管、血管翳、瘢痕、变薄或泡性角膜炎	通常不影响	下方点状角膜上皮糜烂、边缘性浸润、新生血管、血管翳、瘢痕或泡性角膜炎
相关的皮肤病	特发性湿疹（偶见）	脂溢性皮炎	酒渣鼻

（四）儿童睑缘炎

儿童睑缘炎并非少见，但临床上对其认知不足。由于儿童睑缘炎多会继发角结膜病变（BKC），有报道其角膜病变发生率高达81%，且常被误诊为病毒性角膜炎而延误病情，甚至导致视功能损害。

1. 儿童睑缘炎临床表现特征

（1）发病年龄4～7岁，多双眼发病，具有不对称，且患儿多有复发性睑板腺囊肿或睑腺炎、睑缘炎病史，比例高达73%。

（2）可表现为前睑缘炎、后睑缘炎或混合型睑缘炎，其复发率高达40%。

（3）常继发角结膜病变，初期病变位于下周边角膜，随病情发展角膜病变多位于中央或旁中央；角膜病变包括：点状上皮糜烂、上皮下浸润、泡性角膜炎、边缘性角膜炎和溃疡及角膜混浊；易出现角膜浅层新生血管和血管瘢痕，如治疗及时有效，新生血管可很快消退；由于角膜病变痊愈后可有瘢痕形成，引发角膜散光，使患儿视力受损，易形成弱视。

2. 儿童睑缘炎的病原学特征　有关儿童睑缘炎的病原学报道较少，Viswalingam等对44例儿童BKC的研究发现，14例（34.1%）睑缘或结膜细菌培养阳性，其中金黄色葡萄球菌12例，占80%，其次为表皮葡萄球菌，而成年人以痤疮丙酸杆菌感染为主。

3. 儿童BKC程度分级特征　见表3-3。

表 3-3　儿童 BKC 程度分级特征

	眼睑/结膜	角膜受累范围
轻度	轻度充血 轻度弥漫浸润 睑结膜血管清晰 轻度乳头增生和小滤泡(<5)	<120°
中度	中度充血 弥漫浸润 睑结膜血管可见 中度乳头增生和滤泡(5~10 个)	180°~240°
重度	明显充血 明显弥漫浸润 睑结膜血管不可辨 中度乳头增生和滤泡(>10 个)	大于 240°

六、辅 助 检 查

主要包括 MARX 线检查、睑板腺红外线分析、共聚焦显微镜及前节 OCT 检查。

1. **Marx 线检查**　正常位于睑板腺开口的结膜侧,可被荧光素钠、虎红或丽丝胺绿染色,其宽度为(0. 11±0. 09)mm。

Yamaguchi 等根据 Marx 线荧光素染色的检查结果,对其进行评分,共分为 0 ~ 3 分,用以判断睑板腺的功能。评分越高,说明病变程度越重。正常人通常随年龄增加 Marx 线逐渐向睑缘皮肤侧移位,而且内外侧部睑缘的 Marx 线向皮肤侧移位比中央部要早。MGD 患者的 Marx 线评分会明显增加。研究显示,Marx 线评分与睑板腺红外评分呈明显正相关,提示 Marx 评分法可简单、快速评价睑板腺功能,有助于 MGD 的诊断(具体评价标准请参见第六章)。

2. **睑板腺红外线分析**　利用红外线睑板腺分析仪,可观察睑板腺的缺失并进行评分和分级,首先根据睑板腺缺失的程度进行评分,之后再根据总评分对睑板腺功能进行评级(左右眼分别评分与评级)。

(1) **睑板腺缺失评分**:根据睑板腺缺失面积占整个睑板腺总面积的比例进行计算。

睑板腺缺失评分标准:**0 分:无缺损**;1 分:睑板腺缺失<1/3;2 分:睑板腺缺失 1/3 ~ 2/3;3 分:睑板腺缺失>2/3(图 3-21)。

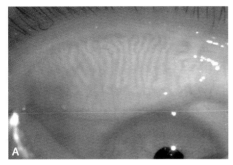
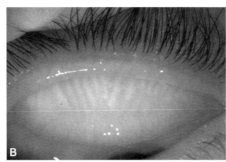
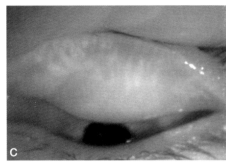

图 3-21 睑板腺评分图示
A. 1 分:睑板腺缺失<1/3;B. 2 分:睑板腺缺失 1/3 ~ 2/3;C. 3 分:睑板腺缺失>2/3

(2) **睑板腺缺失分级**:将每眼上下睑板腺缺失评分合计,根据分值的高低进行分级。

0 级:0 ~ 1 分;1 级:2 ~ 3 分;2 级:4 ~ 5 分;3 级:6 分。

睑板腺缺失分级越高,说明睑板腺缺失越明显,此指标可帮助 MGD 的临床诊断及分级,但此评价方法不够精确,而且带有一定主观性,很难发现治疗前后睑板腺缺失的微小变化,因此,适用于常规临床治疗效果的初步评价。

近年来,使用 ImageJ 软件,手工标出睑板腺腺泡面积及整个腺体区域的缺失(图 3-22A、B),经计算机自动计算腺体缺失面积占整体腺体面积的百分比,可对睑板腺进行较为精确的定量分析,适用于临床研究时,对 MGD 病变程度分级与疗效进行客观评价。

Srinivasan 等将该方法用于诊断 MGD 时,将腺体缺失面积百分比截断值设定为>25%,ROC 曲线下面积为 95%,灵敏度和特异度分别为 84% 和 94%。

Ban 等利用 ImageJ 软件观察分析 37 例 37 眼正常人,发现上、下睑腺体长度、腺泡面积百分比与年龄呈负相关,腺体缺失数量与年龄呈正相关,并统计出各年龄段腺体长度及腺泡面积百分比均值(表 3-4)。

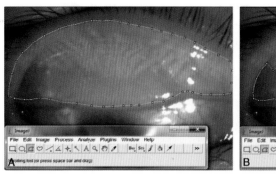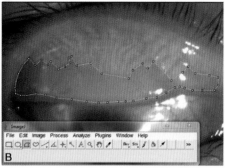

图 3-22　睑板腺缺失计算机分级示意图

A. 描绘上睑腺体范围；B. 使用折线工具圈画出腺体缺失范围

表 3-4　正常人睑板腺腺体长度、腺泡面积百分比与年龄的关系

年龄组（岁）	≤39	40 ～ 59	≥60
腺体长度（mm）			
上睑	6.19±0.77	5.33±1.07	4.83±1.64
下睑	3.46±0.90	3.02±0.59	2.23±0.74
腺泡面积百分比（%）			
上睑	49.8±7.82	40.1±14.0	32.4±9.60
下睑	45.2±13.3	38.3±14.9	36.6±18.0

　　测定计算时，首先选取原始睑板腺图像，大小为 10mm 宽，13mm 长，从中测得：平均腺体长度、腺体缺失数、腺泡面积百分比。

　　具体方法：在原始图像中选取上睑中央 5 条腺体（如果观察到的腺体数量小于 5 条，则测量 3 ～ 4 条），使用 ImageJ 软件分别测量每条腺体的长度，取平均值；沿睑缘取上睑中央 5mm×4mm 或下睑中央 4mm×4mm 的图像，计数该区域内腺体缺失数；将上述选定的区域，处理为黑白二阶图，黑色代表腺体，白色代表非腺体部位，计算腺泡面积百分比。

　　3. 角膜激光共聚焦显微镜检查　目前，激光角膜共聚焦显微镜已用于活体角结膜组织的观察与研究。近年来，有研究将其用于睑板腺的观察，并可测量睑板腺直径、密度以及是否有炎症细胞浸润等。此方法有助于了解活体睑板腺的病理变化、指导治疗及判断疗效（图 3-23）。

　　4. 眼前节 OCT 检查　可利用眼前节 OCT 构建睑板腺的 3D 图像，该方法基于高速激光记录 FD-OCT 系统，频谱宽 100nm，波长 1310nm，轴向分辨率 5μm，外侧分辨率 13μm，可提供包括睑板腺导管、腺泡等结构的图像。与睑板腺

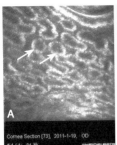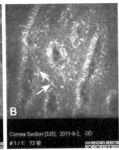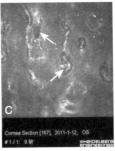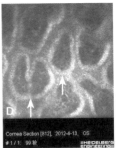

图 3-23 角膜激光共聚焦显微镜检查的睑板腺观察

A. 睑板腺结构及密度正常(箭头所示);B. 睑板腺结构模糊,可见腺体之间可见大量朗格汉斯细胞(箭头所示);C. 睑板腺萎缩,腺管内可见脂质(箭头所示);D. 睑板腺管扩张,密度减少(箭头所示)

红外分析仪比较,该方法可观察睑板腺组织的深度增加,但观察范围小,目前每次只能测量 5mm×2mm 区域,且下睑检查困难。目前该方法主要用于睑板腺的研究。

七、诊　断

(一) 临床诊断

睑缘炎的临床诊断主要依据体征,并参考病史和症状。

1. **病史** 要注意患者既往是否有睑板腺炎和(或)睑板腺囊肿、眼部带状疱疹、系统疾病史(如酒渣鼻、过敏性疾病、脂溢性皮炎);全身与局部用药情况(抗组胺类药、异维 A 酸等);眼睑整容手术等。

是否有促使病变加重的危险因素(如抽烟、过敏、配戴接触镜、刺激性饮食和饮酒、眼部化妆等)。

2. **症状** 睑缘炎的症状没有特异性,患者常双眼发病,可出现眼红、刺激、烧灼感、流泪、痒、分泌物多、不能耐受角膜接触镜、畏光、瞬目增多等症状,上述症状往往在晨起时较重。另外,由于睑缘炎多数为慢性疾病过程,因此应注意眼部症状持续或加重的时间。

3. **体征** 是睑缘炎临床诊断的主要依据。

(1) **睑缘充血**:各种睑缘炎均会有睑缘充血,是睑缘炎临床诊断的必要体征。有些患者也可表现为睑缘毛细血管扩张。

(2) **睑缘形态的改变**:睑缘增厚、鳞屑、结痂、溃疡、不规则、切迹及瘢痕形成、角化、睫毛脱失、乱生等。睑板腺开口隆起、阻塞、狭窄等。

(3) **睑酯排出的改变**:挤压睑缘后睑酯排出障碍等。

(4) **睑酯性状的改变**:脂栓形成,睑酯由正常透明液态变为污浊、颗粒状或牙膏状。

（5）**睑板腺改变**:红外线分析仪观察到睑板腺数量的减少、缺失或萎缩。

（二）临床诊断标准（推荐）

1. 睑缘炎临床诊断标准

（1）前睑缘炎

1）双眼发病,反复发作或迁延性病史。

2）睑缘充血或毛细血管扩张和睫毛根部鳞屑、结痂或溃疡等。

（2）后睑缘炎

1）双眼发病,反复发作或迁延性病史。

2）睑缘充血或毛细血管扩张和睑缘形态（包括睑板腺开口）改变,或睑酯质和量改变。

（3）混合型睑缘炎:符合前睑缘炎和后睑缘炎诊断标准。

2. BKC 诊断（请参见第五章 BKC 相关章节）。

八、治　疗

（一）治疗原则

1. 尽量避免危险因素（如避免刺激性食物、注意眼部卫生等）。

2. 抑制细菌繁殖。

3. 眼局部抗炎治疗。

4. 改善睑板腺脂质代谢与分泌。

5. 积极处理并发症。

（二）治疗方案

目前对于睑缘炎的治疗,国内尚缺乏以循证医学为依据的、共识性的治疗规范。一般常推荐的方案主要包括眼局部治疗与全身治疗。

1. 眼局部治疗　主要包括局部物理治疗与局部药物治疗。

（1）**局部物理治疗**

1）**眼局部热敷与按摩**:眼局部热敷是公认治疗睑缘炎的重要步骤之一。热敷一方面可以使睑缘的分泌物软化便于清洁,另一方面,热敷升高眼睑局部温度,可使睑酯黏滞度下降,易于排出。

眼部热敷方法:眼局部热敷温度和时间都缺乏统一标准。一般采用的方法为:在眼睑闭合情况下,用湿热毛巾 40℃ 左右,每次热敷时间为 5 ~ 10 分钟,每天 2 ~ 3 次,操作中应避免温度过高烫伤局部。也可应用一次性热敷眼罩进行治疗,眼罩内的化学发热物质,可以在接触皮肤后,逐渐升温,一般温度可达 38 ~ 40℃,持续时间为 10 ~ 15 分钟,为干热性热敷,此法温度与时间控制良好,一次性应用比较清洁卫生,但治疗成本较高。

睑板腺按摩方法:热敷完成后,可通过按摩眼睑,促进睑板腺分泌物的排出,主要适用于后睑缘炎和混合型睑缘炎。对于轻中度的患者,睑板腺按摩通常是在家中自行进行,每日 1~2 次;但对于中重度炎症和睑板腺阻塞较重的患者,应在医院由医务人员定期进行睑板腺按摩,次数根据炎症程度决定,一般每周或每 2 周一次,或用专用仪器进行按摩。炎症减轻或阻塞消除后,再行患者自行按摩。

2）睑缘清洁:热敷完成后用稀释的婴儿沐浴液,用水 1:1 稀释后,用消毒棉签蘸取清洁睑缘和睫毛根部,去除结痂及脂质分泌物,每天早晚各一次。由于夜间睑板腺分泌物的堆积,早上清洗更加重要。

（2）局部药物治疗

1）睑缘涂药:睑缘炎患者睑缘微环境的改变,更有利于细菌的生长和繁殖。研究表明,与睑缘炎相关的常见菌为:金黄色葡萄球菌、表皮葡萄球菌、痤疮丙酸杆菌等,一项对过去 10 年睑缘结膜炎患者细菌分离的研究显示,耐甲氧西林的金黄色葡萄球菌阳性率从 4.1% 上升到 16.7%。所以对于睑缘炎患者,通常局部应用可选红霉素眼膏、夫西地酸凝胶及氟喹诺酮类抗生素等进行治疗,眼膏或凝胶制剂可在睑缘停留时间更长,效果更好,每天涂睑缘 1~2 次,共 2 周;当炎症减轻后,可改为每晚 1 次,持续 2~3 个月,具体用药时间的长短依据病情严重程度决定。对于中重度的睑缘炎患者需要先用抗菌药与糖皮质激素复合制剂涂睑缘治疗,当炎症得到有效控制后,再改为抗菌药眼用凝胶或眼膏治疗。常用药物有以下几种:

红霉素眼膏:红霉素属于大环内酯类抗生素,对大多数革兰阳性球菌、部分革兰阴性菌及一些非典型致病菌均有效,其中,对金黄色葡萄球菌、链球菌、肺炎球菌、白喉杆菌、炭疽杆菌等抗菌作用较强,对沙眼衣原体也有抑菌作用。但是,细菌对红霉素耐药产生快,应该引起临床注意。治疗睑缘炎的用法:涂睑缘,每日 1~2 次,或早晚各一次。

夫西地酸凝胶:夫西地酸是一种甾体骨架抗生素,为杀菌剂,能杀灭金黄色葡萄球菌、表皮葡萄球菌以及耐甲氧西林的金黄色葡萄球菌,可有效治疗睑缘炎及细菌性结膜炎。用法为每天 1~2 次。细菌同样对该药易产生耐药,故必要时可考虑联合或间隔应用其他抗菌药。

氟喹诺酮类药物:Yactayo-Miranda 等观察 60 例慢性睑缘结膜炎患者,用 0.5% 左氧氟沙星滴眼液的治疗结果,将患者分为 3 组(非治疗组、0.5% 左氧氟沙星组及 0.5% 左氧氟沙星联合眼睑清洁组,用药方法为每天 4 次,共 7 天,结果显示慢性睑缘结膜炎患者结膜囊细菌培养阳性率明显高于正常对照组（95%/58%,$P<0.0001$）,治疗 7 天后观察细菌培养阳性率,单纯左氧氟沙星治疗组为 29%,而对照组为 95%（$P<0.05$）,显示 0.5% 左氧氟沙星可明显降低细菌载量。

第四代氟喹诺酮类药物:如加替沙星,在保留了第三代氟喹诺酮类药物对革兰阴性菌抗菌活性的基础上,增强了对革兰阳性菌、厌氧菌、支原体、衣原体的抗菌活性,对于常见的表皮葡萄球菌、金黄色葡萄球菌、分枝杆菌、厌氧菌,均有良好的抗菌作用。同时,加替沙星起效快速,作用持久,并具有良好的角膜穿透性,房水药物浓度更高。加替沙星眼用制剂有凝胶和滴眼液两种,对于睑缘炎患者,凝胶涂睑缘更为方便、有效。

阿奇霉素:阿奇霉素作为大环内酯类药物,主要对革兰阳性菌有较好抗菌作用,同时对一些革兰阴性菌,如引起结膜炎的莫阿氏杆菌及流感嗜血杆菌等也有一定作用。阿奇霉素具有组织穿透性强和半衰期长的特性。动物实验显示,1%阿奇霉素滴眼后泪液、结膜、角膜和眼睑均可达有效药物浓度,眼睑的有效药物浓度可持续长达6天;1.5%阿奇霉素每日2次点眼3天,泪液、结膜和角膜保持最低抑菌浓度的时间分别为第7、17和24天。阿奇霉素还具有抑制基质金属蛋白酶,如MMP2或MMP9等的作用;另外,阿奇霉素还具有一定的免疫调节、抑制炎症细胞、抑制细菌产生脂酶等作用,研究表明阿奇霉素这种抗菌和抗炎的双重特性更适于睑缘炎的治疗。

对于需要行眼内手术而又患有睑缘炎的患者,需要先控制睑缘炎症后,方建议手术,术前应用广谱强效的氟喹诺酮类药物,如加替沙星或左氧氟沙星进行治疗,可迅速减少睑缘的细菌数量,消除睑缘炎症,缩短患者手术等待时间,有利于避免术后感染。

短期局部使用糖皮质激素眼膏涂睑缘的指征为:中重度睑缘炎或单纯抗菌药物治疗仍经常反复的患者。常用糖皮质激素与抗菌药复合剂眼膏,如妥布霉素地塞米松眼膏,四环素可的松眼膏等。将眼膏涂于睑缘每晚1次,病情严重者,可加量到每天2次,一般需要持续2～4周。眼膏具有高附着性和缓释效果,比滴眼液更适合睑缘炎患者。当使用糖皮质激素治疗炎症得到有效控制后,可更换为红霉素眼膏或夫西地酸凝胶涂睑缘治疗。

2) **眼局部点药**:对于睑缘炎患者,眼局部常滴用抗炎药物、人工泪液及预防性抗菌药物。常用的抗炎药物主要为糖皮质激素、非甾体抗炎药及免疫抑制剂。

局部皮质类固醇激素:对于有结膜或角膜上皮炎症的患者,可局部滴用低浓度或弱中效的糖皮质激素滴眼液,如0.02%氟米龙、0.1%氟米龙或0.5%氯替泼诺等,每天2～3次,并逐渐减少使用次数,通常疗程为1～3个月,病情严重者可能需要更长时间治疗。

局部应用皮质类固醇激素超过2周时,应该常规每周监测眼压1～2次,维持治疗期应使用最小浓度及最少次数的有效剂量,尽量避免长期使用。一旦炎症得到控制,激素应间断使用或停药。

局部非甾体消炎药：当长期局部应用皮质类固醇激素可能出现青光眼、白内障等相关并发症时，尤其是在炎症控制相对稳定时，或患者依从性差，不能随诊者，可考虑局部应用非甾体消炎药代替激素治疗。常用局部非甾体消炎药有0.1%普拉洛芬、0.09%溴芬酸钠，0.1%双氯芬酸钠等，每天2~4次。对于非甾体消炎药治疗睑缘炎目前尚缺乏循证医学的证据支持，文献报道中多为临床经验性的介绍，因此对于其在睑缘炎治疗中应用的安全性和有效性仍需要进一步观察。临床上，对于有角膜上皮缺损，或上皮反复糜烂的患者应该慎用非甾体抗炎药。

局部免疫抑制剂：对于严重的睑缘炎相关角膜病变的患者，在糖皮质激素治疗无效时，或经常反复时，才考虑应用眼科免疫抑制剂治疗。眼科常用的制剂为0.05%环孢素A、0.05%或0.02% FK506。然而眼局部应用免疫抑制剂治疗BKC，尚缺乏大宗病例的有效性及安全性的报告，而且存在着疗效评价标准不一致等问题，因此仍需要进一步研究。

人工泪液及眼用凝胶：对于睑缘炎患者给予人工泪液，可降低泪液渗透压、减少睑结膜以及睑缘与角膜上皮的摩擦、促进泪膜脂质层的涂布、稀释泪液中的炎性细胞因子浓度，从而减少炎症刺激。应尽量选择不含防腐剂或含弱毒防腐剂的人工泪液，或含有脂质成分的人工泪液，每天3~4次；对于有角膜上皮缺损的患者建议给予眼用凝胶或眼膏，每日2~3次。

局部抗菌药物：国外报道用1%阿奇霉素滴眼液点眼，治疗的最初两天，每日2次，从第三天开始每日一次，患者依从性比较好。有研究报道，1%阿奇霉素滴眼，每天2次，两天后改为每天1次，共28天的治疗，可有效缓解MGD及其相关干眼的症状和体征。Doan等将1.5%阿奇霉素滴眼液用于常规治疗无效的儿童眼部玫瑰痤疮性睑缘炎相关角结膜病变患者，用法为每10天用药3天，每日2次，至少1月，平均2个月；当治疗有效后，改为每15天用药3天，每日2次，平均2个月；如病情持续改善，则改为每30天用药3天，每日2次，平均2个月。由于阿奇霉素半衰期长，在眼睑的药物浓度高，因此，Doan等选择用药3天停药7~27天的间歇性治疗方案，该用药方法简便易行，患者依从性好。研究结果显示球结膜充血1个月消退，结膜滤泡和角膜炎症3~10月消退，平均治疗时间6个月。阿奇霉素局部应用的主要副作用为局部刺激、眼红，而全身无明显副作用。

另外，对于患者同时存在结膜松弛症、睑内翻、睑外翻、眼睑皮肤松弛等病症时，应及时给予手术治疗，有助于睑缘炎的治疗疗效。近期，国外用睑板腺探针对睑板腺开口阻塞的患者进行治疗，可以使阻塞的开口开放，有利于睑酯排出。对于合并严重干眼的患者，建议戴湿房眼镜等，对于局部药物治疗效果不佳的患者，在炎症控制后可考虑应用临时性泪道栓。

2. 全身治疗 主要是全身药物治疗。

适用于治疗睑缘炎患者的相应全身疾病,如脂溢性皮炎、红斑痤疮、免疫性疾病等,以及中重度后睑缘炎或混合型睑缘炎,且常规局部治疗疗效欠佳的患者。常用的抗菌药有:

(1) **四环素类药物**:四环素类抗菌药为抑菌剂,其作用包括抑菌、抗炎、降低金属蛋白酶(MMP)活性、调节脂质代谢及抑制新生血管。四环素还能抑制表皮葡萄球菌和金黄色葡萄球菌脂酶的活性,减少有害的游离脂肪酸释放。通常口服四环素 250mg,每天 4 次,持续 3 ~ 4 周。后减为 250mg 每天 2 次,再减至每天 1 次。对于不能耐受四环素或有禁忌证的患者,可以用多西环素或米诺环素 100mg,每天一次,一般疗程为 2 ~ 4 周,临床症状和体征改善后,减量至 50mg 每天一次,总疗程为 8 周。四环素类抗菌药的常见副作用为牙釉质异常及光敏反应,因此,14 岁以下儿童,以及孕妇及哺乳期妇女慎用。

(2) **大环内酯类抗菌药**:主要有红霉素和阿奇霉素,两者都具有抗菌和抗炎的双重作用。儿童患者可口服红霉素 30 ~ 40mg/(kg·d),分 3 次服,3 周后改为每天两次,共 4 ~ 6 周。成人多选择口服阿奇霉素治疗,方法为:阿奇霉素 500mg,每天一次,共 3 天,然后停药 7 天,10 天为一个治疗周期,一般需治疗 3 个周期。

近来,有研究发现用口服阿奇霉素联合局部激素及 0.05% 环孢素 A 治疗儿童复发性、持续性 BKC,效果良好,具体用法为口服阿奇霉素 5mg/(kg·d),每日 1 次,1 ~ 1.5 月,然后减量至隔日一次,1 ~ 1.5 月。结果表明与红霉素相比较,阿奇霉素给药剂量及次数均减少,不良反应降低,胃肠道反应发生率为 9.6%,显著低于红霉素,因而患者依从性更好,对于儿童患者可替代红霉素。但是阿奇霉素在碱性环境不稳定,应避免与抗酸药同时服用。目前国内尚无口服阿奇霉素治疗睑缘炎的研究报道,有关国人使用该药物的剂量及疗程尚需大样本的研究证实。

(三) 睑缘炎病变程度分级及其治疗方案

1. 前睑缘炎的分级及其治疗方案 根据前睑缘炎的症状及主要体征将其分为轻度、中度及重度三级(图 3-24 ~ 图 3-26)。

临床上根据分级采用不同的治疗方案,见表 3-5。

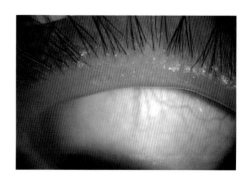

图 3-24 轻度前睑缘炎:睑缘充血呈淡红色,睫毛根部鳞屑范围<1/3 睑缘

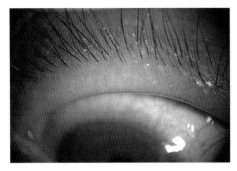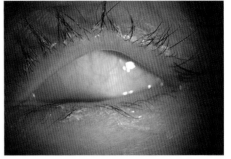

图 3-25 中度前睑缘炎:睑缘充血呈鲜红色,睫毛根部鳞屑范围 1/3 ~ 2/3 睑缘

图 3-26 重度前睑缘炎:睑缘充血呈暗红色,睫毛根部鳞屑范围>2/3 睑缘

表 3-5 前睑缘炎严重程度分级及治疗方案

	轻 度	中 度	重 度
症状:晨起眼睑粘着,烧灼或刺激感	偶尔	经常	持续,干扰正常生活与工作
睫毛鳞屑/结痂范围	<1/3 睑缘	1/3 ~ 2/3 睑缘	>2/3 睑缘
睑缘充血	轻度血管扩张呈淡红色	多数血管扩张呈鲜红色	大量血管扩张呈暗红色
治疗方案 1. 热敷及清洁眼睑、人工泪液、改善环境及饮食 2. 局部抗菌药 3. 局部糖皮质激素	治疗方案 1	治疗方案 1+2 或 +3	治疗方案 1+2+3
疗程	1 ~ 2 个月	2 ~ 3 个月	3 ~ 6 个月

2. 后睑缘炎的分级及治疗方案(见第六章 MGD 相关章节)。

3. BKC 的分级及治疗方案(见第五章 BKC 相关章节)。

4. 儿童睑缘炎治疗

(1) 轻、中度患者:以局部治疗为主。主要方法包括热敷、清洁眼睑(方法同上),儿童不易配合,所以睑缘按摩应适度进行。局部抗菌药治疗时应注意,由于金黄色葡萄球菌和表皮葡萄球菌为儿童睑缘炎中最常见的细菌,因此可选择氯霉素或红霉素滴眼液,每日 4 次。晚上睑缘处涂夫西地酸、妥布霉素或红霉素等眼膏,一般疗程 1 个月。之后改为仅晚上用 1 次眼膏,连续治疗 2 ~ 3 个月;病情稳定后停药,但仍需维持清洁眼睑。并注意儿童饮食结构的调整,避免高糖、高脂肪及高热量饮食。

(2) 重度患者:除上述治疗外,还应给予局部低浓度糖皮质激素滴眼液,如0.1% 氟米龙或 0.5% 氯替泼诺,每日 2 ~ 3 次,病情好转后逐渐减量,一般用药时

间为 1~2 个月,注意治疗期间观察眼压变化;全身抗菌药治疗,口服红霉素:
30~40mg/(kg·d),分 3 次服,连续 3 周,之后改每日 2 次,连续 4~6 周。

儿童睑缘炎治疗过程中,应该注意给予无防腐剂人工泪液辅助治疗,并且及时矫正屈光不正,一旦发现弱视,应及时治疗。

九、典型病例

患者,女性,47 岁,双眼红、畏光、流泪 1 个月。患者以往有类似症状反复发作,一直按"单纯疱疹病毒性角膜炎"治疗,效果不佳而转诊。既往有面部玫瑰痤疮史 3 年。

查体:眼科检查 视力右 1.0(j5),左 0.2(j3),眼压:双眼均为 15mmHg。双眼睑缘充血、睫毛根部大量鳞屑,睑板腺开口脂栓形成(图 3-27),右角膜透明,左角膜鼻上方溃疡、浸润及新生血管侵入,荧光素染色阳性(图 3-28);双眼 Kp(-),前房清,瞳孔形圆,无粘连,晶状体透明。睑板腺红外线分析仪:双眼均为 4 分(图3-29)。面部检查:面部玫瑰痤疮。

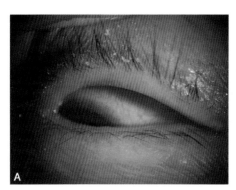
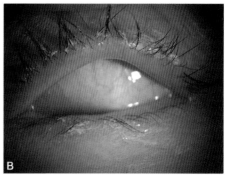

图 3-27 双眼睑缘充血、睫毛根部鳞屑,睑板腺开口脂栓形成(**A** 右眼,**B** 左眼)

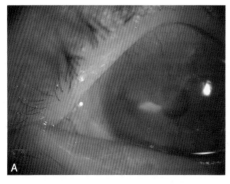
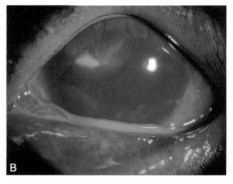

图 3-28 左眼角膜溃疡、浸润
A. 鼻上方角膜浸润及新生血管长入;B. 浸润区荧光素染色阳性

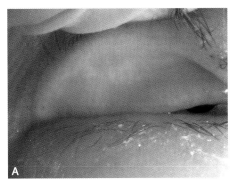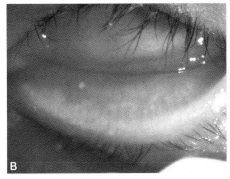

图 3-29　睑板腺缺损区约为 2/3

A. 左眼上睑；B. 左眼下睑

眼科临床诊断:双眼混合型睑缘炎,左眼 BKC。皮肤科会诊意见,诊断为面部玫瑰痤疮。

治疗经过:眼睑热敷、按摩及清洁,每日 2 次;每晚用妥布霉素地塞米松眼膏涂睑缘一次;夫西地酸凝胶,每日 2 次;玻璃酸钠滴眼液,每日 3 次;阿奇霉素500mg,每日 1 次,口服 3 天;面部涂抹夫西地酸乳膏,每日 2 次。治疗后 9 天复诊,患者症状及体征明显好转。

查体:双睑缘充血减轻,睑缘鳞屑减少(图 3-30),左角膜浸润及溃疡区明显缩小。IOP 右 15mmHg、左 16mmHg。治疗 4 周后再次复诊,双睑缘充血及鳞屑基本消失,睑板腺开口脂栓仍然存在,左角膜溃疡愈合,新生血管大部分消退(图 3-31),停口服阿奇霉素(阿奇霉素共口服 3 个疗程,每个疗程口服阿奇霉素500mg,每天一次,口服 3 天,停药 7 天)及停用妥布霉素地塞米松眼膏,局部改用 0.1% 氟米龙滴眼液,每日 3 次,继续热敷、按摩及清洁眼睑,夫西地酸凝胶,每日 2 次,玻璃酸钠滴眼液,每日 3 次。面部玫瑰痤疮明显好转(图3-32)。之后局部氟米龙逐渐减量至停药,期间每 2 周测眼压一次,共治疗 3 个月。

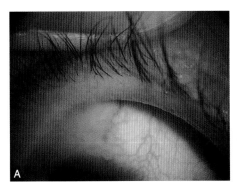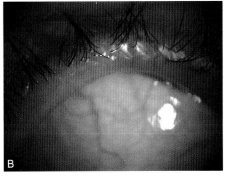

图 3-30　治疗后 9 天,双眼睑缘充血及鳞屑明显减轻(A:右眼,B:左眼)

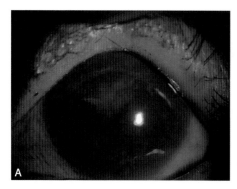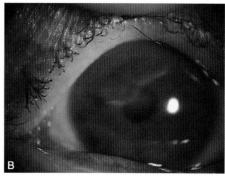

图 3-31　治疗 4 周后左眼角膜溃疡愈合,新生血管大部分消退
A. 普通外眼照片;B 荧光染色照片

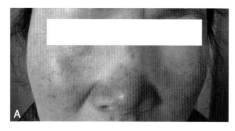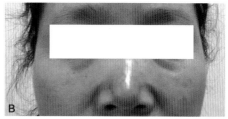

图 3-32　混合型睑缘炎　伴有面部玫瑰痤疮
A. 治疗前,面部玫瑰痤疮; B. 治疗后,面部痤疮明显好转

病例分析　睑缘炎多表现为慢性病程,具有反复发作的特点,且易侵犯角膜,因此极易误诊为单纯疱疹病毒性角膜炎。一般而言,睑缘炎及 BKC 多双眼发病,角膜炎临床上可表现为浅层点状上皮糜烂、丝状角膜炎、角膜周边区浸润、溃疡,严重者可出现角膜穿孔,通常伴浅层新生血管,治疗后可形成角膜薄翳或瘢痕,角膜局部变薄等。

经治疗,往往角膜病变好转先于睑缘病变;而单纯疱疹病毒性角膜炎多单眼发病,角膜知觉减退,可表现典型角膜病变形态,如树枝状、地图状、盘状等,患者多在感冒、外伤或劳累后发病。

同时临床需要注意,不少睑缘炎患者面部会伴有皮肤病损,如玫瑰痤疮、红斑痤疮等,该患者双眼发病,睑缘病变反复发作,同时有面部玫瑰痤疮,按睑缘炎及 BKC 治疗病情迅速好转,也说明其角膜病变是由于睑缘炎所致,只有彻底控制睑缘炎症才能有效治疗角膜病变。

本章要点

1. 睑缘炎是指睑缘部皮肤黏膜、睫毛毛囊及睑板腺等组织的亚急性或慢性炎症,一般双眼发病,表现为慢性、复发性临床过程。

2. 可能的病因包括:微生物感染、脂质代谢异常、过敏及并发于全身疾病,尤其是皮肤炎症。

3. 临床上根据解剖部位,将睑缘炎分为前睑缘炎、后睑缘炎及混合型睑缘炎。按病因分类可分为:感染性与非感染性。

4. 睑缘炎的诊断主要依据病史及临床表现,睑缘体征是诊断的主要依据,其中睑缘充血为必要体征。

5. 睑缘炎的治疗需根据分类和炎症程度,采用不同的治疗方案。

6. 治疗睑缘炎常用的方法主要包括:

(1) 眼局部治疗:眼局部热敷、睑板腺按摩、睑缘清洁、睑缘涂药、局部点药等。

(2) 全身治疗:生活习惯调整,口服抗菌药等。

7. 睑缘炎治疗中应注意:局部使用激素超过 2 周时,应定期检测眼压;眼局部治疗疗程要足,避免炎症复发。

（晏晓明）

参 考 文 献

1. Edward RS. Ophthalmic emergenics in a district general hospital casualty department. Br J Ophthalmol. 1987,71:938-942.

2. Donald C,Hamilton L,Doughty MA. A quantitative assessment of the location and width of Marx's line along the marginal zone of the human eyelid. Optom Vis Sic. 2003,80:564-572.

3. Yamaguchi M,Kutsuna M,Uno T,et al:Marx line:fluorescein staining line on the inner lid as indicator of meibomian gland function. Am J Ophthalmol. 2006,141:669-675.

4. Arita R,Itoh K,Inoue K,et al. Noncontact Infrared Meibography to Document Age-Related Changes of the Meibomian Glands in a Normal Population. Ophthalmology. 2008,115(5):911-915.

5. Jackson WB. Blepharitis:current strategies for diagnosis and management. Can J Ophthalmol. 2008,43:170-179.

6. Lemp MA,Nichols KK. Blepharitis in the United States 2009:a survey-based perspective on prevalence and treatment. Ocul Surf. 2009,7(suppl):S1-14.

7. Ibrahim OM,Matsumoto Y,Dogru M,et al. The Efficacy,Sensitivity,and Specificity of in Vivo Laser Confocal Microscopy in the Diagnosis of Meibomian Gland Dysfunction. Ophthalmology. 2010,117(4):665-672.

8. Bernardes TF,Bonfioli AA. Blepharitis. Seminars in Ophthalmology. 2010,25(3):79-83.

9. Tomlinson A,Bron AJ,KorbDR,et al. The International Workshop on Meibomian Gland Dysfunction:Report of the Diagnosis Subcommittee. IOVS Special Issue. 2011,52,(4):2006-2049.

10. Viso E,Rodriguez-Ares MT,Abelenda D,et al. Prevalence of asymptomatic and symptomatic meibomian gland dysfunction in the general population of Spain. Invest Ophthalmol Vis Sci. 2012,53:2601-2606.

11. Zhao YE,Wu LP,Hu L,et al. Association of blepharitis with Demodex:a meta analysis. Ophthalmic Epidemil. 2012,19:95-102.

12. Srinivasan S,Menzies K,Sorbara L et al. Infrared Imaging of Meibomian Gland Structure Using a Novel Keratograph. Optom Vis Sci. 2012,98(5):788-794.

13. Ban Y,Shimazaki-Den S,Tsubota K et al. Morphological evaluation of meibomian glands using noncontact infrared meibography. Ocul Surf. 2013,11(1):47-53.

14. Hwang HS,Shin JG,Lee BH,et al. In Vivo 3D Meibography of the Human Eyelid Using Real Time Imaging Fourier-Domain OCT. PLoS One. 2013,8(6):e67143.

15. Choi DS and Djalilian A. Oral azithromycin combined with topical anti-inflammatory agents in the treatment of blepharokeratoconjunctivitis in children. JAAPOS. 2013,17(1):112-113.

16. Akpek EK,Vittitow J,Verhoeven RS et al. Ocular surface distribution and pharmacokinetics of a novel ophthalmic 1% azithromycin formulation. J Ocul Pharmacol Ther. 2009,25(5):433-439.

17. Amar T,Caillaud T,Elena PP. Ocular pharmacokinetic study following a single and multiple azithromycin administrations in pigmented rabbits. Curr Eye Res. 2008,33(2):149-158.

18. Doan S,Gabison E,Chiambaretta F,et al. Efficacy of azithromycin 1.5% eye drops in childhood ocular rosacea with phlyctenular blepharokeratoconjunctivitis. Journal of Ophthalmic Inflammation and Infection. 2013,3:38.

19. Pflugfelder S,Karpecki P,Perez VL. Treatment of blepharitis:Recent clinical trials. Ocular Surface. 2014,12(4):273-284.

第四章　蠕形螨睑缘炎

一、概　　述

蠕形螨是一类微小、自生生活的生物,分类学上属于节肢动物门、蜘蛛纲、真螨目,蠕形螨科,属于一种永久性寄生螨,寄生于人类和哺乳动物的毛囊和皮脂腺内,已知有140余种和亚种。早在公元前古希腊的科学家亚里士多德就曾经用"akari"一词来形容这类微小的生物。蠕形螨可以引起皮肤的毛囊糠疹、丘疹-脓疱性酒渣鼻、肉芽肿样酒渣鼻、炎性丘疹、毛囊炎及睑缘炎等。

与眼科感染相关的螨虫主要是蠕形螨,在眼部寄生的主要部位为眼睑缘以及眼睑皮肤,其最常引起的眼部疾病为蠕形螨睑缘炎。1976年Coston To首先注意到蠕形螨可以导致睑缘炎,并报道了对22例患者观察的结果。但是此后的很长一段时间内,蠕形螨作为睑缘炎的病原体常常被医生所忽视,而临床上发现蠕形螨不仅可以导致睑缘炎性病变,而且可以引起结膜,甚至角膜的炎症,如不能及时诊断与合理处理,甚至可以影响视功能,因此在睑缘炎及其相关性角结膜病变的诊治中,需要注意蠕形螨感染的可能性。

二、流 行 病 学

早在1842年,法国学者Berger就研究发现了耳道耵聍中存在有毛囊蠕形螨,1843年Simon在研究时发现了皮肤丘疹中存在有蠕形螨,并且通过尸体解剖发现,除了新生儿以外,其他各年龄人群的体表均可查见蠕形螨,这一研究引起医学界对蠕形螨的关注。Becker首次报道了在眼睑板腺内感染的蠕形螨;Burchardt曾报道在睑板腺囊肿病灶内发现蠕形螨。1984年,国内学者石珍荣等首先报道了国人蠕形螨在眼部的感染情况。

人体蠕形螨感染呈世界性分布,国外报道人群感染率为27%～100%,国内对面部蠕形螨感染率的调查对象大多为在校大学生,在不同的报道中感染率差距较大,从27.01%至92.90%不等,导致其差距的原因可能与不同的抽样样本、检查次数、检查人员的水平、调查季节及所处地区环境有关。

蠕形螨最常感染部位为鼻部、下颌、脸颊、外耳道、眼睑缘及前额等部的皮肤毛囊及皮脂腺,一般情况下蠕形螨不侵及内脏。Gmeiner对100具尸体进行解剖检查时发现,其中97具尸体螨虫阳性,其中有眼睑部蠕形螨检查阳性率为

50%、下颏部皮肤为49%、前额皮肤为61%、鼻部皮肤为86%；而3例蠕形螨检查阴性者均为年龄小于10岁的儿童。

有睑缘炎的患者,其蠕形螨的感染率明显升高,田晔等对507例睑缘炎患者进行调查研究发现,眼睑蠕形螨的感染率为50.69%,显著高于其他眼病患者(11.65%)和正常对照组(10.51%)。穆剑等报道在40例睑缘炎患者中,36例(90%)蠕形螨感染阳性,而在31例无睑缘炎的患者中,10例(32.3%)蠕形螨感染阳性。在无睑缘炎的人群中,睫毛毛囊可能存在蠕形螨,北京市眼科研究所对30名16~62岁无睑缘炎人群的检查中发现,23.3%受检者睫毛毛囊存在蠕形螨,但是其数量较少。

研究调查发现,随年龄增加,人群中睫毛毛囊蠕形螨检出率逐渐增高。Czepita等在对435名3岁至96岁的人群调查中发现,在3~15岁组,蠕形螨检出率为13%,19~25岁组为34%,31~50岁组为69%,51~70岁组为87%,71~96岁组为95%。

导致蠕形螨感染的危险因素包括:酒渣鼻、红斑痤疮等皮肤病,Shahla Talghini等报道,酒渣鼻患者蠕形螨的检出率为47.1%,显著高于正常对照组的20.6%;患有全身免疫性疾病如白血病、HIV患者及长期服用类固醇或免疫抑制剂的患者,由于局部或全身免疫微环境的改变,易受到蠕形螨的侵害;另外,蠕形螨感染与年龄、性别、职业、皮肤类型、面部疾病、生活条件、居住(工作)环境及个人卫生习惯等有关。国外研究发现,经常接触有蠕形螨感染患者的医学生和从事老年护理的人员,蠕形螨感染率高于其他人。

直接接触带有蠕形螨的人体皮肤或间接接触带有蠕形螨的物品,如毛巾、织物、不洁卫生器具,以及灰尘等是蠕形螨传播的主要途径。由于蠕形螨昼夜均可逸出皮肤表面,尤其毛囊蠕形螨寄生于皮肤表浅的毛囊部位,以白天为逸出高峰,所以接触感染的概率更高。

三、病　原　学

蠕形螨可以感染人类和大多数哺乳动物的毛囊和皮脂腺,并且蠕形螨有很强的宿主特异性,因此寄生虫界常用宿主进行蠕形螨命名,如人体蠕形螨、山羊蠕形螨及犬蠕形螨等。人体和不同种属动物感染的蠕形螨种类可能不同,导致动物感染的蠕形螨是否可传播给人类,目前仍未得到证实。

寄生人体的蠕形螨有两种,即毛囊蠕形螨(*Demodex follculorum*)和皮脂蠕形螨(*Demodex brevis*)。两种蠕形螨的形态相似,毛囊蠕形螨的虫体略大于皮脂蠕形螨。蠕形螨的虫体细长,乳白色,半透明。在眼部,毛囊蠕形螨主要寄居于睫毛毛囊,而皮脂蠕形螨主要寄居于睑板腺和睫毛皮脂腺。

蠕形螨的生活周期要经历卵、幼虫、前若虫、若虫及成虫五个阶段(图4-1)。

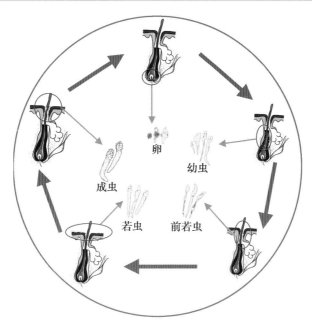

图 4-1　蠕形螨生活史:卵 60 小时、幼虫 36 小时、前若虫
72 小时、若虫 60 小时,成虫为 120 小时,总共 348 小时,
约 15 天
(感谢黎黎博士同意本书使用她绘制的蠕形螨
生活史示意图)

卵大小为 0.08mm 长,0.04mm 宽,呈盾形或不规则的卵圆形(图 4-2)。幼虫长度约为 0.15mm,其肢体紧缩在身体侧面,尚未展开,因此幼虫缺乏运动能力(图 4-3),幼虫逐渐发育变为若虫,后者长度为 0.3 ~ 0.4mm,体型较细,已经分化出 4 对足(图 4-4),若虫经过前若虫阶段,最后发育为成虫(图 4-5),雌性成虫虫体略大于雄虫(表 4-1)。

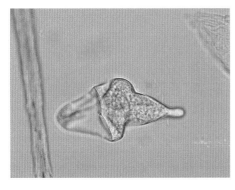

图 4-2　卵呈盾形或不规则的
卵圆形(1000 倍)

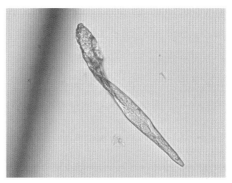

图 4-3　幼虫肢体紧缩在身体
侧面(400 倍)

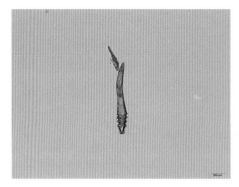

图 4-4　若虫体型较细,已经分
化出 4 对足(100 倍)

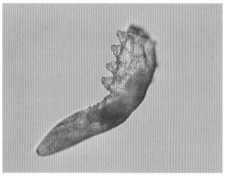

图 4-5　成虫大小在 0.17 ~ 0.44mm
(400 倍)

表 4-1　Hirst 测量的蠕形螨成虫数据

	雌　虫	雄　虫
全长(包括头部)	270 ~ 440μm	170 ~ 280μm
胸部和头部的长度	95μm	85μm
腹部长度	170 ~ 340μm	200μm
胸部宽度	50 ~ 56μm	47 ~ 50μm
腹部宽度	49 ~ 58μm	46μm
头部宽度	40μm	33μm
头部长度	24μm	21 ~ 22μm
头部上的棘长	3μm	3μm

蠕形螨有肌肉、神经、消化和生殖系统,依靠嘴部吸食皮脂,同时嘴部也可辅助虫体进出毛囊。蠕形螨成虫有四对足,其末端有爪样结构。依靠身体的蠕动、足的运动以及嘴部的作用,蠕形螨可以顺利进出毛囊。研究发现雄性蠕形螨可以在皮肤表面爬行,其速度为 8 ~ 16mm/h(约 130μm/min),在繁殖阶段蠕形螨的蠕动速度和频率均会增加,由此导致患者产生较明显的临床症状。

蠕形螨完成一代生活史的时间一般为 14 ~ 15 天。雌雄虫在毛囊开口区完成交配后,雌虫回到毛囊内产卵,雄虫多死亡从体表脱落。交配后 12 小时雌虫可产卵,约三天后卵可孵化为幼虫。幼虫在生后的 40 小时发育为前若虫。前若虫随毛囊皮脂外流到毛囊开口区。大约 72 小时后转变为若虫,此时尚不具备运动能力,经过近 3 天的蜕变成为成虫。雌性蠕形螨的寿命在 4 个月以上。有研究认为蠕形螨代谢产物在睫毛根部留下丘状或套袖状结痂,是为了防止其他蠕形螨侵入同一毛囊,保护雌性螨虫在毛囊内进行产卵和卵的发育。

两种蠕形螨对光的习性有所不同,毛囊蠕形螨以白天 10:00 ~ 18:00 为逸出高峰;皮脂蠕形螨则以夜间 22:00 ~ 凌晨 2:00 逸出最多。蠕形螨对温度变化较敏感,耐低温而不耐高温。有离体实验表明,蠕形螨在 8 ~ 30℃ 之间存活时间较长,适宜发育温度在 20 ~ 30℃ 之间,而最适发育温度为 25 ~ 26℃。在 0℃ 以下或 37℃ 以上对蠕形螨生存不利,54℃ 为致死温度,58℃ 为有效灭螨温度。有研究发现 5℃ 时,成虫可存活 1 周,在干燥的空气中可存活 1 ~ 2 天,在体外,活成虫 6 小时即完全死亡。

四、病 理 机 制

研究发现人体感染毛囊蠕形螨的概率高于皮脂蠕形螨,混合感染的概率很低。毛囊蠕形螨主要在毛囊底部寄生,且常多条蠕形螨群居,而皮脂蠕形螨主要寄生于皮脂腺,多为单条独居。蠕形螨对睫毛毛囊和睑板腺的损伤机制尚不明确,主要涉及:

(一) 直接损伤

蠕形螨以宿主的细胞和细胞代谢物、皮脂腺分泌物和皮脂,以及角质蛋白等为营养物质的来源。多条蠕形螨在睫毛毛囊寄生时,可导致毛囊机械性扩张,毛囊细胞受压而发生变性,甚至整个毛根的坏死,睫毛脱落;蠕形螨的螯肢及其足爪可直接损害毛囊和皮脂腺,造成毛囊上皮增生、睫毛根部角化过度,以及袖套样鳞屑形成。

蠕形螨的分泌物、排泄物及死亡的代谢产物不能及时排除体外,可造成睑板腺堵塞,导致睑酯分解变性,以及腺体细胞和导管细胞的过度角化,引起睑板腺功能障碍。皮脂蠕形螨的寄居部位较深,作为异物可引起增生性肉芽肿反应,并刺激肉芽肿周围的上皮样细胞、间质细胞、成纤维细胞增生,以及淋巴细胞及浆细胞浸润,因此,有学者认为蠕形螨感染是复发性、顽固性睑板腺囊肿的潜在病因。

(二) 免疫反应

蠕形螨吞噬毛囊细胞和脂质,虫体分解后的代谢产物可诱导机体产生迟发型超敏反应及局部炎性细胞浸润,引起睑缘角化、真皮层毛细血管增生和扩张。另外,螨虫体内携带的细菌及其毒素是诱导机体免疫反应的重要因素,Lacey 发现,位于螨虫体内的芽胞杆菌可使酒渣鼻患者外周血中的单核细胞增生。

(三) 继发病原微生物感染

蠕形螨进出毛囊及皮脂腺的活动,可将所携带病原微生物带进组织内,引起睫毛毛囊周围炎细胞浸润以及纤维组织增生。病原微生物中以细菌居多,主要包括葡萄球菌属和链球菌属等,其中以葡萄球菌最为常见。研究发现即使是死亡的虫体,也可以促进细菌抗原的释放,从而导致机体的炎症反应。

值得提出的是手术前应用的眼局部消毒剂,可促使蠕形螨从毛囊底部向开口区移行,甚至爬到睑缘区。研究发现在睑缘消毒后 3～5 分钟,即可见到睫毛根部有蠕形螨爬出,因此对于怀疑有蠕形螨睑缘炎的患者,在手术消毒时需要临床医生加以注意。

五、临床表现

(一) 症状

患者常双眼发病,反复发作,其最常见的症状为:眼痒、眼部刺激以及烧灼感,症状的程度与炎症的程度呈正比,但这些症状均不具有特异性,因为过敏性结膜炎及脂溢性睑缘炎的患者也常有类似症状产生。

少数患者以眼干、眼涩为主要症状,尤其在同时伴有干眼的患者中更为常见。

(二) 体征

1. 睑缘轻中度充血,一般较葡萄球菌性睑缘炎的充血程度轻。

2. 睫毛根部可见鳞屑、结痂、甚至小丘疹(图 4-6)。

3. 最为典型的体征是在睫毛根部丘状的结痂或套袖样的结痂(图 4-7,图 4-8)。

4. 部分患者睫毛常沾有油性脂屑,部分睫毛与油脂屑粘结在一起(图 4-9)。

(三) 并发症

1. 部分患者可以伴有结膜炎症,表现为结膜充血、结膜乳头增生,或结膜滤泡形成,或表现为泡性角结膜炎(图 4-10)。

2. 少数长期未经过睑缘炎治疗,或病情反复多次发作的患者,角膜中下部可发生点状角膜病变和浅层角膜新生血管翳(图 4-11)。

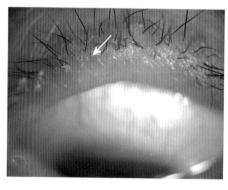

图 4-6　睫毛根部充血,睫毛脱失,
　　　　小丘疹(箭头所示)

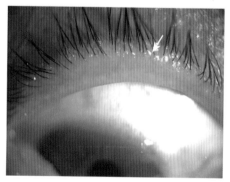

图 4-7　睫毛根部丘状结痂(箭头所示),
　　　　睫毛粘结

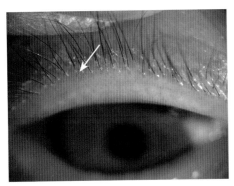

图 4-8　睫毛根部皮肤鳞屑,袖套样
结痂(箭头所示)

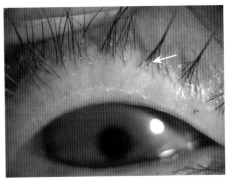

图 4-9　睫毛根部皮肤鳞屑,睫毛相互
粘结(箭头所示)

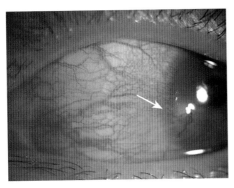

图 4-10　泡性角结膜炎,近角膜缘区充
血,周边角膜浸润,新生血管长入
(箭头所示)

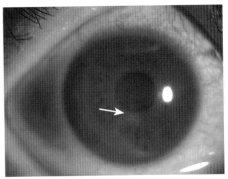

图 4-11　角膜中央及其下部上皮点簇
状混浊(箭头所示)

　　当发现儿童患有蠕形螨睑缘炎时,应该注意检查与其密切接触或共同生活的家长,确定是否同时也有蠕形螨感染,因为研究发现,一般儿童的感染多为成年人传播所致,因此,一旦发现患儿家长或密切接触的成人有感染,应同时给予治疗。

　　除了引起睑缘炎外,蠕形螨还可导致慢性湿疹样睑皮炎、睫毛脱落以及多发性睑板腺囊肿等。部分患者同时还可伴有其他部位皮肤的糠疹、痤疮或酒渣鼻等皮损。

六、病原学检查

(一) 普通光学显微镜镜检

　　用无菌小镊子从左、右眼上、下睑分别拔除 3 根睫毛(尽量选有圆柱状鳞屑的部位,将睫毛连同毛乳头一同拔出),置于载玻片上,滴加香柏油,镜下寻找蠕形螨,观察各期的蠕形螨,并进行计数(图4-12和图4-13)。

临床简易诊断标准为:每个眼睑发现蠕形螨(包括成虫、幼虫、若虫和卵)的数量大于等于3只螨虫/3根为阳性;2只螨虫/3根为可疑,实验室检查诊断螨虫检查阳性者或可疑者,提示需要临床驱螨治疗。

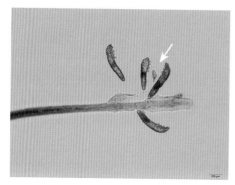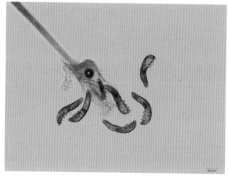

图4-12 光学显微镜下可见睫毛根表面4只成虫,1只卵(箭头所示)(20倍)　图4-13 光学显微镜下可见睫毛根表面及周围的成虫(20倍)

若拔出的睫毛根部鳞屑较多,可于载玻片上滴加100%酒精20μl,20分钟后可观察到螨虫从鳞屑中爬出。曾有文献报道,1根睫毛上最多发现25只蠕形螨。镜检法简便快捷,设备简单,适合在基层医院开展,但只有与睫毛毛根部黏附紧密的螨虫才能被检查出,可能会有螨虫仍残留在毛囊内,导致假阴性的结果。

国外报道中,有拔取16根睫毛(即每个眼睑4根)进行检查的方法,结果判断为:16根睫毛中有1~2个螨虫属于正常现象,而多于6/16根,尤其是4~5个/1根睫毛时,则视为螨虫检查阳性。临床应用中,由于此法拔取睫毛数量较多,所以患者依从性差,尤其在随访时再次进行螨虫检查,患者往往不能接受,尤其对儿童患者困难度更大,所以在临床实际工作中,此法较少被应用。

判断检查结果时还需注意,显微镜下观察到的只是与睫毛毛根紧密黏附的螨虫,如果怀疑部分螨虫可能还在残留在毛囊内,可应用一些挥发性试剂(如醚、氯仿、樟脑、氨水、丙酮等),涂擦在睫毛根部,诱导蠕形螨虫从睫毛毛囊或皮脂腺中爬出。具体操作方法为:在结膜囊内滴表麻药,清除睫毛根部的结痂或分泌物;用蘸有醚等挥发性试剂的棉签按摩睑缘数次,几分钟后利用裂隙灯可在睫毛根部看到乳白色的圆锥形物体(为螨虫的尾部)。由于蠕形螨虫有避光的习性,故即便用挥发性试剂也很难使整个虫体暴露在睫毛根部之外。

国外报道拔出睫毛后,对睫毛根部用0.25%荧光素染色在进行镜检,可以提高螨虫的检出率,尤其对虫卵和幼虫,荧光素可以使其分辨更为清晰。

(二)活体角膜激光共聚焦显微镜检查

活体角膜激光共聚焦显微镜分辨率为1μm,放大倍率为800倍,通过对角结膜组织、睫毛毛囊进行无创实时的观察,可从细胞水平直接观察组织细胞的变化。

具体操作方法为:检查者调整好显微镜和颌托高度后,嘱患者向下看,检查者用拇指轻压其上眼睑,将睫毛根部露出,使光源最亮处对准睫毛根中央区,逐渐向鼻侧和颞侧扫描,可扫出 10 个左右睫毛囊的结构,记录下可疑毛囊蠕形螨感染的图像;还可将患者上眼睑翻起,暴露出上睑结膜,对睑板腺进行扫描观察,顺序一般为自睑缘部至穹隆部,记录下可疑皮脂蠕形螨感染的图像,并可同时观察到睑板腺腺泡的结构,确定其是否有萎缩和炎性细胞浸润及其程度,检查结束后,对图像中毛囊内的螨虫进行计数统计。

活体角膜激光共聚焦显微镜检查已成为检查眼部蠕形螨感染的新手段,同时还可应进行眼睑皮肤蠕形螨感染的检测。Matthieu Randon 等对 8 例健康人、18 例仅有干眼而不伴有前睑缘炎患者,以及 22 例前睑缘炎患者,进行了上述两者检查方法的比较,活体角膜共聚焦显微镜检查蠕形螨的阳性率各组分别为12%、60% 和 100%,而直接显微镜镜检蠕形螨的阳性率分别为 0%、50% 和100%(图 4-14,图 4-15)。

与显微镜镜检相比,活体角膜激光共聚焦显微镜有较多优点:可在活体状态下,对多个毛囊进行快速检测并计数,检出率更高;可观察到周边睑缘和睑板腺的结构;对于睫毛缺失的患者,依然可对其残存毛囊进行蠕形螨检测;无创性检查,适合进行多次随访,并指导治疗;可减轻病人因拔取睫毛所带来的痛苦。然而,到目前为止,活体角膜激光共聚焦显微镜检查蠕形螨,尚限于临床研究。

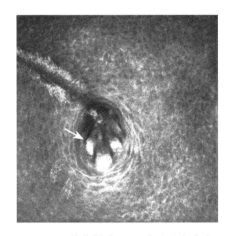

图 4-14 共焦镜中可见睫毛毛囊内有
4 只螨虫(箭头所示),毛囊轻度扩张,
毛囊上皮反光增强

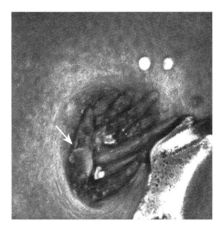

图 4-15 共焦镜中可见睫毛毛囊内有
8 只螨虫(箭头所示),虫体较大,毛囊
重度扩张,毛囊上皮结构破坏

（三）病理学检查

对于反复发作、难治性睑板腺囊肿的患者，可对切除的睑板腺囊肿进行病理组织学检查，若观察到有螨虫存在，应积极给予驱螨治疗，避免反复发作。

七、诊　　断

（一）临床诊断

蠕形螨虫性睑缘炎的临床诊断主要根据患者的症状与体征，其中体征是必要条件。

1. 根据患者有眼痒，尤其是睑缘部痒、眼部刺激或烧灼感的症状。

2. 睑缘充血，睫毛根部丘状或套袖状结痂，可考虑诊断蠕形螨睑缘炎。

3. 驱螨治疗后，睑缘炎症及睫毛结痂等明显减少，有助于临床诊断的建立。

（二）病原学诊断

蠕形螨睑缘炎的病原学诊断主要依据病原学检查。

1. 普通光学显微镜检查　拔取睫毛，显微镜观察睫毛毛囊蠕形螨并计数，检查结果阳性，可以做出蠕形螨性睑缘炎的病原学诊断。

2. 活体角膜激光共聚焦显微镜检查　对睫毛毛囊螨虫进行观察计数，结果阳性者也可作出病原学诊断。

八、治疗与预防

（一）治疗原则

1. 蠕形螨睑缘炎的治疗，主要以局部治疗为主，包括局部物理治疗和局部药物治疗。

2. 对于反复发作性、难治性蠕形螨睑缘炎，或伴有严重酒渣鼻、红斑痤疮及脂溢性皮炎等，除眼局部治疗外，应联合全身用药治疗。

3. 治疗疗程最少要 1 个月，一般为 2 个月，或以螨虫检查阴性为止。

（二）治疗方法

1. **局部物理治疗**　包括：局部热敷、清洗睫毛根部、去除睑缘鳞屑与结痂等。具体方法为：

（1）局部热敷：40～45℃热毛巾眼局部热敷，每次 5～10 分钟，每日 1～2 次。

（2）睑缘清洁：用棉签蘸取 50% 茶树油，或婴儿沐浴液与清水 1∶1 混合，擦洗睫毛根部，去除睫毛根部的结痂与鳞屑等。

2. **局部药物治疗**　文献报道用于蠕形螨睑缘炎治疗的局部药物的种类有：汞化合物制剂，如 1% 氧化汞眼膏；4% 毛果芸香碱眼用凝胶；唑类药物，如 2% 甲硝唑软膏及 2% 甲硝唑眼液；婴儿沐浴液或含茶树油的沐浴液；10% 碘伏溶液；75% 酒精；5% 茶树油。局部药物涂擦方法：在擦洗去除睫毛根部结痂后，将药膏或眼液涂擦于睫毛根部，每日 2～3 次（白天 2 次，睡前 1 次），根据炎症控制情况及病原学复查结果,连续治疗 4 ~ 6 周。

目前国内尚缺乏蠕形螨睑缘炎药物治疗的规范,临床常用药物作用机制及特点如下:

(1) **甲硝唑**:又名灭滴灵,有较强的抗滴虫及抗阿米巴作用,主要通过抑制氧化还原反应,使虫体氮链发生断裂而发挥作用。甲硝唑滴眼液浓度一般为 2% ,目前尚无商品药物,均为临时配药应用(北京同仁医院配置方法:将 0.915g 甲硝唑注射用磷酸二钠注射液,加入 43ml 生理盐水中配制)。

用甲硝唑滴眼液涂擦睑缘,当螨虫由睫毛根部进出毛囊时,可起到杀伤作用。Junk 等报道,蠕形螨睑缘炎患者用 2% 甲硝唑眼膏涂睑缘,1 个月后患者不适症状明显减轻,毛囊螨虫的数量也有所减少,持续用药 6 个月后,螨虫复查阴性,多数患者取得了较满意的治疗效果。

(2) **茶树油**:茶树油是桃金娘科白千层属灌木树种互叶白千层的新鲜枝叶,经水蒸气蒸馏得到的芳香精油。茶树油可以清除鳞屑,诱导螨虫迁移出毛囊。其成分中含有松油烯-4-醇,可有效杀伤螨虫。此外,茶树油还可通过破坏微生物细胞膜结构,刺激细胞自溶,从而改变细胞形态学,起到抗细菌和抗真菌作用;在不影响眼局部抗炎因子分泌的同时,可减少炎症细胞增殖,具有一定的抗炎活性,使睑缘炎症,以及角膜结膜炎症得到有效的治疗。使用方法为:一般采用 5% 茶树油悬液或眼膏,每天涂擦睑缘 2 次,持续 4 周,之后酌情减为每日 1 次,再维持治疗 2 周(50% 茶树油常用于治疗前的清洁)。

Gao 等研究发现,7 位蠕形螨睑缘炎患者,每天用婴儿洗液涂擦睑缘,使用时间为 40 ~ 350 天,仍不可根除蠕形螨,相比之下,每天用 50% 茶树油涂擦睑缘的 9 位患者中有 7 位,在 4 周内蠕形螨检查为阴性,而且此后未再复发。

由于 50% 茶树油局部刺激性较大,故难以广泛应用于临床,韩雷等将茶树油与卡波姆混合,制成茶树油眼用凝胶,在体外取得了较好的驱螨效果,但应用于临床的配置方法有待进一步研究。

(3) **抗炎及抗菌药**:对于螨虫感染导致的轻度睑缘炎症,可于睑缘处涂擦盐酸左氧氟沙星眼用凝胶或夫西地酸眼用凝胶;对于中重度患者,选用妥布霉素地塞米松眼膏涂擦睑缘。有早期角膜或结膜病变的患者,需要眼局部滴用抗炎药,常选用低浓度糖皮质激素,如 0.02% 或 0.1% 氟米龙,或刺激性小的非甾体抗炎药,如普拉洛芬等。有角膜浸润的患者,夜间需要涂抗菌药眼膏,如夫西地酸或妥布霉素眼膏。

3. 全身治疗　若蠕形螨睑缘炎的患者同时伴有严重酒渣鼻、红斑痤疮、脂溢性皮炎等,除眼局部驱螨及抗炎治疗外,可口服伊维菌素和甲硝唑片等治疗。

(1) **伊维菌素**:伊维菌素是大环内酯类抗寄生虫药,通过增加虫体的抑制性递质 γ-氨基丁酸的释放,从而阻断神经信号的传递,最终使寄生虫的神经系统麻痹,肌肉细胞失去收缩能力,而导致虫体死亡。伊维菌素可通过分布于眼睑的血管到达毛囊和皮脂腺的部位,并可被毛囊上皮细胞和皮脂腺细胞所吸收,当螨虫吸食这些细胞及其分泌产物时,可被伊维菌素杀死。

Filho等报道了19例慢性睑缘炎的患者,长期传统治疗无效,经显微镜镜检,睫毛蠕形螨感染均阳性,嘱患者口服伊维菌素6mg,一天2次,只服用一天,之后每2周口服伊维菌素一天,每次6mg,每日2次,治疗疗程为3个月,结果发现16例(84.3%)患者症状明显好转。

Megan Brown等报道了一例12岁患有严重面颈部红斑痤疮,同时有蠕形螨睑缘炎以及并发相关角结膜病变的患者,单剂量口服12mg伊维菌素(200μg/kg)1个月后,患者皮肤、睑缘及角结膜的病变均明显好转,随访2年未见复发。国内尚无伊维菌素治疗蠕形螨睑缘炎的病例报道。

(2) **甲硝唑**:目前尚缺少全身应用甲硝唑治疗睑部蠕形螨感染的系列病例研究报道。个案病例报道中使用的一般剂量为:每次200mg口服,每日3次,连续2~4周。有学者在2003年报道了一例53岁面部蠕形螨感染5年的男性患者,各种驱螨治疗(口服伊维菌素及外用林丹等)均无效,口服甲硝唑片250mg,每日3次,持续2周后,面部红斑丘疹明显好转,随访9个月,复查螨虫为阴性。此例患者虽无眼部蠕形螨感染,但提示若为难治性蠕形螨睑缘炎,尤其是合并皮肤蠕形螨感染时,可考虑口服甲硝唑片全身用药治疗。

(三) 预防

防止蠕形螨感染,以及避免复发应以预防为主,临床应该注意以下几点:

1. 平时将所用的毛巾等物品定期进行高温消毒灭螨,枕巾和被褥要勤洗勤换,常在日光下晾晒,可防传播和感染。

2. 尽量避免与蠕形螨感染病人接触,搞好个人卫生,不与他人共用毛巾等。

3. 治疗过程中,对内衣要定期加热灭螨,温度在58~60℃,持续3分钟。

九、典型病例

患者,女性,34岁。因双眼红、干1年,于2014年5月13日就诊。患者曾在外院诊断为"双眼角膜炎、结膜炎",间断滴用妥布霉素地塞米松滴眼液1年,未见好转。患者既往身体健康,否认感冒发热史,否认糖尿病等全身系统疾病,否认家族遗传病史。

眼部检查:视力右眼为0.4,左眼为0.6,双眼睑缘脂栓++,充血+,鳞屑+,睫毛有脱失,结膜充血+,乳头+,右眼下部角膜点状混浊,荧光素钠染色(+),双眼角膜周边浅层新生血管(图4-16A~C),双眼分别拔取3根上睑睫毛进行直接显微镜镜检,螨虫计数为右眼7只成虫,左眼2只成虫、1只卵,均集中在1根睫毛上。

诊断:双眼蠕形螨睑缘炎;右眼相关角膜病变。

治疗:

(1) 物理治疗:将密切接触的生活物品如毛巾、枕巾等,进行高温消毒灭螨,每天用香皂洗脸。

（2）药物治疗:普拉洛芬滴眼液,每天4次;玻璃酸钠滴眼液,每天4次;2%甲硝唑滴眼液涂擦睫毛根部,每天2次;0.1%氟米龙滴眼液,每天2次。

治疗1个月后患者复诊,眼部检查:视力双眼均为0.6,双眼睑缘脂栓、鳞屑较前减少,结膜充血亦较前明显减轻,右眼下部角膜混浊消失,荧光素钠染

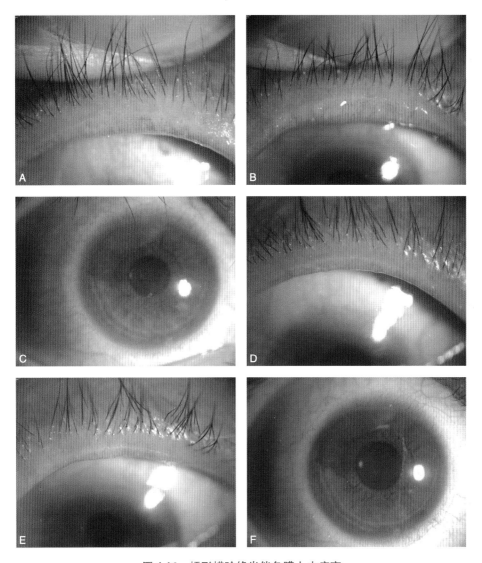

图4-16 蠕形螨睑缘炎伴角膜上皮病变

A～C. 治疗前,患者双眼(A 右眼,B 左眼)睑缘脂栓++,充血+,鳞屑+,结膜充血;C. 右眼下部角膜点状混浊;D～F. 治疗1个月后,双眼睑缘(D. 右眼,E. 左眼)睑缘鳞屑较前减少,结膜充血亦较前减轻;F. 右眼下部角膜点状混浊消失

色(-)(图4-16D～F),复查螨虫,右眼3只成虫,左眼1只成虫。嘱患者注意卫生,停用氟米龙滴眼液,余维持用药1个月。

病例讨论:蠕形螨睑缘炎在临床中并不少见,且易被忽略,尤其是伴有角结膜病变时,容易误诊为病毒性角膜炎。

临床上观察到典型的体征,如睫毛根部丘状结痂或袖套样结痂等,应及时进一步病原学检查,其中最简便易行的方法是直接显微镜镜检,如果有活体角膜激光共聚焦显微镜,也可作为辅助检查进行病原学诊断。

本例患者病程迁延1年,未及时查找及根除病因,以致出现相关角膜病变。通过病原学检查确诊蠕形螨睑缘炎,通过针对性给予驱螨及对症治疗,患者症状体征均明显好转,也进一步支持蠕形螨睑缘炎的诊断。

本例患者的诊疗过程提示,蠕形螨是睑缘炎的病因之一,严重的蠕形螨睑缘炎可导致相关角结膜病变,眼科医师应详细分析患者病史,认真观察患者体征,在睑缘炎病因诊断中,应考虑蠕形螨感染的可能性,以做出正确的临床诊断和治疗。

(孙旭光　张晓玉)

本　章　要　点

1. 蠕形螨睑缘炎是由毛囊蠕形螨及皮脂腺蠕形螨所致的睑缘炎症,以毛囊蠕形螨为多,临床上此病并不少见。

2. 蠕形螨通过直接损伤、免疫反应及继发微生物感染导致睑缘炎症。

3. 蠕形螨的自然生活史一般为2周,所以理论上,治疗蠕形螨睑缘炎的疗程至少应大于1个月(两个生活周期)。

4. 蠕形螨睑缘炎的典型体征为睫毛根部丘状的结痂或套袖样的结痂,该体征是临床诊断的重要依据;病原学检查是诊断蠕形螨睑缘炎的关键,拔取睫毛,对毛根部进行显微镜镜检,是临床最简便有效的方法。

5. 蠕形螨睑缘炎的治疗以眼局部治疗为主,包括局部物理治疗和局部药物治疗,对于严重或反复发作的患者,以及伴有全身皮肤疾病的患者,应联合全身药物治疗。

6. 做好预防措施,是防止感染,减少复发的关键。

参　考　文　献

1. Coston TO. Demodex folliculorum blepharitis. Trans Am Ophthalmol Soc. 1967,65;361-392.

2. 石珍荣,孙为荣,孔庆兰,等. 人眼睫毛的蠕形螨感染. 眼科新进展. 1984,4;56-58.

3. Rufli T,Mumcuoglu Y. The hair follicle mites Demodex folliculorum and Demodex brevis;biology and medical importance. A review. Dermatologica. 1981,162;1-11.

4. 赵亚娥,冯立平,寻萌,等.人体蠕形螨感染调查及相关因素分析.中国寄生虫病防治杂志. 2004,17:56-58.

5. 赵亚娥,寻萌,郭娜,等.人体蠕形螨流行与致病性调查研究.陕西医学杂志.2006,35: 1416-1418.

6. 邸宝华,李昕,李春艳.天津市大学生蠕形螨感染调查分析.中国卫生检验杂志.2007,17: 1279,1313.

7. 张妮,张平花,景晓红,等.在校大学生面部蠕形螨感染情况调查分析.西部医学.2013,25: 28-30.

8. 王琪璘,王娜,王菁菁,等.唐山市不同职业人群面部蠕形螨感染情况调查及影响因素分析.中国病原生物学杂志.2012,7:789-791.

9. 田晔,李朝品.睑缘炎患者眼睑蠕形螨感染调查.中国寄生虫病防治杂志.2004,17: 236-237.

10. 穆剑,田臻,鲁长明,等.睑缘炎患者眼部蠕形螨感染调查分析.中国实用眼科杂志.2009, 27:753-755.

11. Turk M,Ozturk I,Sener AG,et al. Comparison of incidence of Demodex folliculorum on the eyelash follicule in normal people and blepharitis patients. Turkiye Parazitol Derg. 2007,31: 296-297.

12. Talghini S,Fouladi D F,Babaeinejad S,et al. Demodex mite,rosacea and skin melanoma;coincidence or association. Turkish Journal of Parasitology. 2015,39:41-46.

13. Kulac M,Ciftci IH,Karaca S,et al. Clinical importance of Demodex folliculorum in patients receiving phototherapy. Int J Dermatol. 2008,47:72-77.

14. 周淑姮,王灵岚.人体蠕形螨生物学研究现状.中国寄生虫学与寄生虫病杂志.2006,24: 379-381,384.

15. 赵亚娥,成慧.毛囊蠕形螨与皮脂蠕形螨基因组 DNA 的 RAPD 分析和序列比对.昆虫学报.2009,52:1273-1279.

16. Elston CA,Elston DM. Demodex mites. Clinics in Dermatology. 2014,32:739-743.

17. 姜淑芳,董丽娟.人体蠕形螨研究进展.医学动物防制.2001,17:552-555.

18. 丁晓昆,李芳.人体蠕形螨的移动能力及其在皮肤表面的分布.中国寄生虫学与寄生虫病杂志.1989,7:299,303.

19. 邱雄东,刘玉先,王成洲,等.人体蠕形螨的生物学研究.寄生虫与医学昆虫学报.1996,3: 160-163.

20. 赵亚娥,郭娜,郑鑫,等.毛囊蠕形螨的发育形态观察和存活适温范围研究.昆虫学报. 2005,48:754-758.

21. 孙灵军,李晓卿,柳建发.蠕形螨的研究现状.地方病通报.2002,17:90-91.

22. Gao Y,Di Pascuale MA,Li W,et al. High Prevalence of Demodex in Eyelashes with Cylindrical Dandruff. Investigative Ophthalmology & Visual Science. 2005,46:3089-3094.

23. Koksal M,Kargi S,Taysi BN,et al. A rare agent of chalazion;demodectic mites. Can J Ophthalmol. 2003,38:605-606.

24. Liang L,Ding X,Tseng SCG. High Prevalence of Demodex brevis Infestation in Chalazia.

American Journal of Ophthalmology. 2014,157:342-348.

25. Yam JC,Tang BS,Chan TM,et al. Ocular demodicidosis as a risk factor of adult recurrent chalazion. Eur J Ophthalmol. 2014,24:159-163.

26. Lacey N,Delaney S,Kavanagh K,et al. Mite-related bacterial antigens stimulate inflammatory cells in rosacea. British Journal of Dermatology. 2007,157:474-481.

27. Liu J,Sheha H,Tseng S C. Pathogenic role of Demodex mites in blepharitis. Current Opinion in Allergy and Clinical Immunology. 2010,10:505-510.

28. Lee S H,Chun Y S,Kim J H,et al. The relationship between demodex and ocular discomfort. Invest Ophthalmol Vis Sci. 2010,51:2906-2911.

29. Gao Y. In vitro and in vivo killing of ocular Demodex by tea tree oil. British Journal of Ophthalmology. 2005,89:1468-1473.

30. 黎黎,王智群,李然,等.毛囊蠕形螨性睑缘炎及相关角膜病变的初步临床研究.中华医学会全国眼科学术大会:2007.

31. Liang L,Safran S,Gao Y,et al. Ocular demodicosis as a potential cause of pediatric blepharoconjunctivitis. Cornea. 2010,29:1386-1391.

32. 黄丽娟,高莹莹,许锻炼.蠕形螨睑缘炎的研究进展.国际眼科纵览. 2007,31:149-152.

33. Kojima T,Ishida R,Sato E A,et al. In vivo evaluation of ocular demodicosis using laser scanning confocal microscopy. Invest Ophthalmol Vis Sci. 2011,52:565-569.

34. Longo C,Pellacani G,Ricci C,et al. In vivo detection of Demodex folliculorum by means of confocal microscopy. Br J Dermatol. 2012,166:690-692.

35. Randon M,Liang H,El Hamdaoui M,et al. In vivo confocal microscopy as a novel and reliable tool for the diagnosis of Demodex eyelid infestation. British Journal of Ophthalmology. 2015,99:336-341.

36. Gao Y Y,Di Pascuale M A,Elizondo A,et al. Clinical treatment of ocular demodecosis by lid scrub with tea tree oil. Cornea. 2007,26:136-143.

37. Junk A K,Lukacs A,Kampik A. Topical administration of metronidazole gel as an effective therapy alternative in chronic Demodex blepharitis—a case report. Klin Monbl Augenheilkd. 1998,213:48-50.

38. 吴鹏昌,张伟.茶树油的研究进展.中国药业. 2009,18:61-63.

39. Halcon L,Milkus K. Staphylococcus aureus and wounds:a review of tea tree oil as a promising antimicrobial. Am J Infect Control. 2004,32:402-408.

40. Hammer K A,Carson C F,Riley T V. Antifungal activity of the components of Melaleuca alternifolia (tea tree) oil. J Appl Microbiol. 2003,95:853-860.

41. Caldefie-Chezet F,Guerry M,Chalchat J C,et al. Anti-inflammatory effects of Melaleuca alternifolia essential oil on human polymorphonuclear neutrophils and monocytes. Free Radic Res. 2004,38:805-811.

42. 韩雷,皇甫瑁,王应飞,等.茶树油眼用凝胶和甲硝唑滴眼液体外抗螨作用比较.中国实验方剂学杂志. 2014,20:188-191.

43. Gao Y Y,Xu D L,Huang L,et al. Treatment of ocular itching associated with ocular demodicosis

by 5% tea tree oil ointment. Cornea. 2012,31:14-17.

44. Filho P A,Hazarbassanov R M,Grisolia A B,et al. The efficacy of oral ivermectin for the treatment of chronic blepharitis in patients tested positive for Demodex spp. Br J Ophthalmol. 2011, 95:893-895.

45. Brown M,Hernandez-Martin A,Clement A,et al. Severe demodexfolliculorum-associated oculocutaneous rosacea in a girl successfully treated with ivermectin. JAMA Dermatol. 2014,150: 61-63.

46. Schaller M,Sander CA,Plewig G. Demodex abscesses:clinical and therapeutic challenges. J Am Acad Dermatol. 2003,49(5 Suppl):S272-S274.

第五章　睑缘炎相关角结膜病变

一、定　义

睑缘炎相关角结膜病变（Blepharokeratoconjunctivitis, BKC）是指继发于睑缘炎的一系列结膜和角膜病变，主要临床表现包括结膜充血、结膜乳头增生和滤泡形成、泡性角结膜炎、点状角膜上皮糜烂、角膜基质浸润、角膜溃疡，以及角膜瘢痕和新生血管形成；严重者角膜可变薄，甚至穿孔。

BKC 在临床中易被误诊，反复发作可造成不可逆视功能损害。近些年，随着对睑缘炎研究的深入，BKC 逐渐被临床医师所认识。

二、流 行 病 学

目前有关 BKC 的流行病学资料多为病例的回顾性分析，尚缺乏相关流行病学资料。BKC 在人群中的分布类似于睑缘炎，多见于中老年人群，一般为双眼发病，常复发。Akpek 等报道在成人眼部红斑痤疮患者中，结膜炎患者占 6.2%，角膜病变患者占 11.6%；McCulley 等报道了一组脂溢性睑缘炎引起的角结膜炎患者，平均年龄为 50 岁，无性别差异。

邓世靖等在分析门诊睑缘炎患者中，发现 BKC 占 61.9%，男：女 =1:1.6，年龄 6～72 岁，平均 37.56 岁，后睑缘炎患者更容易发生 BKC。孙旭光等分析了 438 例睑缘炎，其中 50.7% 合并角结膜病变，成年人并发角结膜病变的比例较高，其次为老年人，儿童比例较低。近年来，对于儿童 BKC，因其起病隐匿，易被误诊而引起严重视力障碍，逐渐被临床所重视。

儿童 BKC 的发病年龄多在 6～7 岁，国外报道发现 BKC 在亚裔儿童中更为常见，亚裔和中东地区后裔患者的 BKC 病情较白人重，更容易出现角膜血管翳和边缘性角膜溃疡，在印度，BKC 占儿童眼病门诊患者的 12.3%，在美国，BKC 占门诊儿童眼病患者的 15%。

三、病 因 学

BKC 的病因尚不完全明确，与睑缘感染、睑板腺异常分泌物刺激、睑板腺炎症，以及眼睑及全身皮肤慢性疾病等因素有关。

（一）睑缘感染

在慢性睑缘炎患者中，98% 睑缘可见到共生细菌，主要为凝固酶阴性葡萄球菌、亲脂性棒状杆菌、痤疮丙酸杆菌和金黄色葡萄球菌。前睑缘炎以睫毛毛囊及睑缘的细菌感染为主,金黄色葡萄球菌最常见,其次为表皮葡萄球菌和痤疮丙酸杆菌,表现为前睑缘或睫毛根部的溃疡,外睑腺炎等。后睑缘炎以睑板腺功能障碍为主,睑板腺分泌物中可培养出细菌,以表皮葡萄球菌和痤疮丙酸杆菌多见。临床上,后睑缘炎和混合型睑缘炎更容易发生 BKC。蠕形螨是睑缘炎或睑缘炎相关结膜炎的病因之一,但能否直接导致角膜病变,目前尚存在不同的观点。

(二) 睑板腺功能障碍

睑板腺功能障碍(Meibomian gland dysfunction,MGD)是成人 BKC 的常见原因。近些年,随着对 MGD 的深入研究,其对角结膜的影响越来越受到临床关注。异常睑板腺分泌物的直接刺激,睑酯分泌量异常对泪膜的影响,均可直接或间接引起角结膜病变。1908 年 Elschnig 首先提出睑板腺过度分泌在慢性结膜炎和角结膜炎发病中的作用。1963 年,Thygeson 等认为异常睑板腺分泌是结膜炎的首要原因。1967 年 Keith 等报道了一组睑板腺异常病例,患者多伴有角膜炎。1977 年 McCulley 报道了一组成人角结膜炎病例,患者睑板腺过度分泌或阻塞,并伴有脂溢性皮炎或红斑痤疮等皮脂腺异常,并首次提出了睑板腺角结膜炎(Meibomian keratoconjunctivitis)的概念,这些患者的睑缘或睑板腺分泌物细菌培养常为阴性,或仅有少量细菌生长。

(三) 睑板腺炎

睑板腺炎指与睑板腺局限或弥漫性炎症相关的一组睑板腺功能不良疾病。表现为睑板腺的阻塞,睑板腺开口附近睑缘红肿。角膜病变出现的部位和严重程度与睑板腺炎的部位和程度相一致,青少年女性多见,患者中大部分有睑板腺囊肿病史,多双眼发病,表现为睑板腺异常、角膜浸润和新生血管形成。研究发现痤疮丙酸杆菌是睑板腺炎中最常见的分离菌。

(四) 眼睑及皮肤红斑痤疮

红斑痤疮是发生于鼻部及其周围面部皮肤,以及颈部皮肤的慢性炎性疾病,病因不明,认为与蠕形螨感染的毛囊皮脂腺(包括睫毛毛囊及睑板腺)引起的迟发型超敏反应有关,临床上表现为皮肤红斑、毛细血管扩张、丘疹、脓疱和皮脂腺肥大,多见于 40 ~ 50 岁人群,女性多见,文献报道亚洲人群发病率为 0.97%,德国发病率为 2%,瑞典发病率为 10%,其中 50% 出现眼部红斑痤疮,20% 眼部先发病。眼部表现为轻重不一的睑缘炎和 MGD,睑缘毛细血管扩张、结膜充血和角结膜炎,被称为眼部红斑痤疮,可不伴有皮肤改变。儿童多以眼部红斑痤疮初发,其中 25% 的患者随后出现皮肤表现。儿童眼部红斑痤疮以慢性睑板腺炎、睑板腺囊肿和泡性角膜炎为特征,女孩多见,多双眼发病,约 77% 患者可出现睑板腺异常、角膜浸润和角膜新生血管形成。

四、发病机制

睑缘炎,尤其是反复发作的后部和混合型睑缘炎,常导致眼表慢性刺激和炎性损伤。睑缘炎导致角结膜病变的确切机制尚不十分清楚,目前认为病原微生物抗原及其毒性产物导致的免疫性反应、睑板腺异常脂质刺激,以及炎性因子的作用是 BKC 发生的主要机制,另外,泪液膜的改变、异常睑缘的机械性刺激等,可改变眼表微环境,促使 BKC 发生或加重其程度。

（一）免疫反应

正常人睑缘和 98% 慢性睑缘炎患者的睑缘均可发现细菌,主要为凝固酶阴性葡萄球菌、金黄色葡萄球菌、亲脂性棒状杆菌和痤疮丙酸杆菌,在新分泌的睑脂培养出的细菌中,有 52% 与睑缘培养出的细菌相同。虽然睑缘炎患者和正常人睑缘细菌菌属分布没有明显差异,但后睑缘炎患者细菌载量更多,其中表皮葡萄球菌和痤疮杆菌带菌载量最高。细菌的细胞壁成分,如核糖醇壁酸,以及细菌产生的毒素均可作为抗原,扩散进入角膜组织,与来自角膜缘血管的抗体结合,形成抗原抗体复合物,并通过趋化作用,在角膜局部引起多形核白细胞浸润(Ⅲ型免疫反应);同时,睑缘的痂皮和脱屑也可诱导角膜和结膜细胞产生抗原抗体反应,在临床上表现为角膜边缘的浸润或溃疡。此外,葡萄球菌或痤疮丙酸杆菌等细菌抗原致敏后,当再次接触时,可在局部引起迟发型超敏反应,引起局部多形核白细胞浸润,同时伴有淋巴细胞、巨噬细胞和浆细胞的浸润,临床上表现为泡性结膜炎和角膜炎,并伴有新生血管长入。

（二）睑板腺异常脂质产物刺激

正常人睑酯中蜡酯占 32.3%,胆固醇酯占 27.3%,极性脂肪占 15%,二酯占 7.7%,甘油三酯占 3.7%,游离脂肪酸占 2.0%,游离胆固醇占 1.6%。正常人睑板腺存在表皮葡萄球菌、痤疮丙酸杆菌、棒状杆菌及金黄色葡萄球菌等,这些细菌多可产生脂质降解酶降解睑板腺脂质。研究发现,尽管大部分睑缘炎患者睑板腺中细菌总数与正常人比较无明显增多,但其中能产生酯酶能力的细菌却显著多于正常人,酯酶的活性也显著升高。细菌酯酶能将脂质分解成多种游离脂肪酸,如金黄色葡萄球菌和表皮葡萄球菌产生分解脂肪的胞外酶,包括甘油三酯脂肪酶、胆固醇酯酶和蜡酯酶,可水解蜡酯和胆固醇酯,同时释放大量游离脂肪酸和其他产物。游离脂肪酸具有上皮毒性,并可穿透上皮细胞屏障,引起眼表炎症和上皮细胞的损伤;过量的游离脂肪酸还可通过皂化作用形成泡沫状产物,并导致泪膜的崩解,破坏泪液膜稳定性,进一步引起泪液渗透压增高,临床上表现为角膜上皮点状糜烂、点状角膜炎。慢性睑缘炎患者睑酯内胆固醇酯含量明显增高,经细菌胆固醇酯酶水解后,胆固醇的含量增多,后者可以促进葡萄球菌,尤其是金黄色葡萄球菌在睑板腺内的增殖,从而形成恶性循环。

（三）炎性因子的作用

除了异常脂质产物刺激和泪液异常导致的炎性改变,研究发现睑缘炎患者的睑酯中磷脂酶 A2 数量增加,磷脂酶 A2 可诱导花生四烯酸合成前列腺素和白三烯,后两者处于炎症反应链的中心位置,可刺激并活化眼表上皮细胞,活化的上皮细胞进一步产生一系列炎性因子,如 TNF 和白介素等,增高的炎性因子对角结膜组织的刺激和损伤,可加重角膜上皮病变和角膜基质的炎症反应。

除了以上因素,睑缘形态学的变化,如睑缘肿胀、切迹及不平整等;睑缘后唇组织过度角化及异常瞬目等,对眼表产生机械性摩擦和刺激;全身因素导致泪液质和量的改变,导致泪膜稳定性下降,以及眼部不合理的使用药物等,均可直接或间接影响眼表微环境,引起 BKC 的发生。总之,多种病因或因素可以单独或共同作用,导致 BKC 的发生。

五、临　床　表　现

BKC 在成年人多见,常双眼发病,病变多呈不对称性,男女发病比例无明显差异。后睑缘炎和混合型睑缘炎患者更容易发生 BKC。儿童 BKC 相对少见,其中女性的比例高于男性,但因其发病隐匿,反复发作,就诊时往往 BKC 的程度较重。BKC 临床表现与睑缘炎的发病时间、严重程度、治疗是否合理、危险因素的种类,以及反复发作的次数等有关。

临床上,患者除了异物感、烧灼、流泪、眼痒、眼干、视物模糊、分泌物增多等睑缘炎的症状外,还会出现眼红、眼痛、畏光、流泪等症状;反复发作的患者,尤其当角膜病变累及角膜中央区时,视力可明显下降。

(一) 结膜病变

结膜轻到中度充血,结膜囊和睑缘可见泡沫样分泌物,尤其在近外眦部较为常见,睑结膜出现轻到中度的乳头增生和滤泡形成(图 5-1),下方或睑裂区结膜上皮点状着色,部分患者可出现泡性结膜炎,表现为淡红色或灰红色疱疹结节,直径 1~2mm,结节常位于角膜缘附近,局部结膜充血明显,荧光素染色时结节顶端常破溃(图 5-2)。

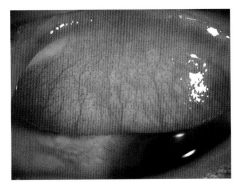

图 5-1　结膜轻到中度充血,睑结膜可见轻到中度的乳头增生

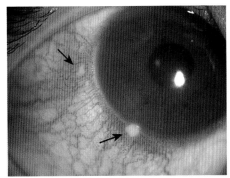

图 5-2　泡性角结膜炎:结膜及角膜缘灰白色结节(箭头所示),直径 1~2mm,表面光滑,局部结膜充明显,顶端破溃

（二）角膜病变

1. 早期 早期病变包括角膜上皮点状混浊（图5-3），周边角膜浸润（图5-4，图5-5），泡性角膜炎（图5-6），部分患者可出现丝状角膜炎（图5-7），病变区角膜周边可出现浅层新生血管。角膜上皮糜烂常位于下方1/3角膜或睑裂区，如未得到及时治疗，病变可逐渐累及中央区角膜，甚至全角膜；周边角膜浸润多出现在角膜周边的2、10点钟或4、8点钟位，恰好为睑缘与角膜缘经常接触的部位，病灶多呈黄白色，以局限性致密的孤立或多个病灶出现，与角膜缘间有间隔透明区，相应部位睑缘常可见睑板腺炎或睑板腺囊肿；泡性角膜炎多见于儿童和年轻人，女性多见。病变初期，角膜缘可见单个或多发性的灰白色隆起的结节样病灶，其周围结膜充血，患者常常伴有葡萄球菌性睑缘炎。红斑痤疮的角膜病变与泡性病变很相似，但常见于角膜下方2/3，表现为弥散的表层新生血管形成，以及点状角膜上皮糜烂或浸润（图5-8，图5-9）。

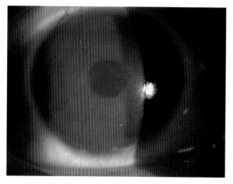

图5-3　角膜下方及睑裂区角膜上皮点状混浊

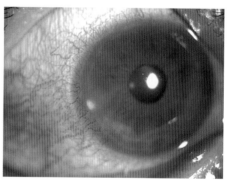

图5-4　周边角膜黄白色、致密的浸润病灶，局限，与角膜缘间有间隔透明区

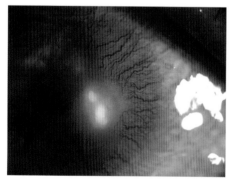

图5-5　周边角膜致密灰白色浸润病灶，局部角膜水肿，周边表层新生血管长入

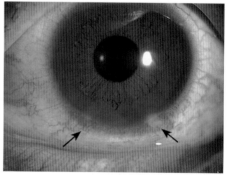

图5-6　鼻下及颞下角膜缘可见灰白色隆起结节病灶（箭头所示），浸润不明显，周围结膜充血

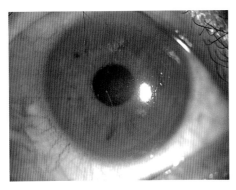

图5-7 角膜上皮丝状剥脱

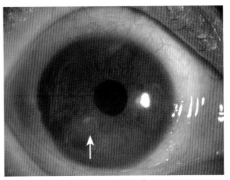

图5-8 红斑痤疮患者,角膜中央偏下方点状浸润,5:00~7:30位周边角膜表层新生血管形成(箭头所示)

利用角膜激光共聚焦显微镜观察:角膜点状上皮糜烂区可见局部上皮细胞肿胀,边界增宽,上皮内可见圆点状高反光物沉积,其下可见多量朗格汉斯细胞聚集(图5-10~图5-12)。

2. 进展期 病变进入进展期,角膜糜烂加重,周边角膜上皮下可出现多灶性点状浸润,常位于新生血管的顶端(图5-13);浅基质层浸润加重,最初角膜上皮完整,随后角膜上皮可发生缺损,形成溃疡(图5-14)。病变周围角膜上皮水肿混浊,伴有角膜浅层新生血管长入,可呈扇形;严重睑缘炎患者,角膜基质浸润和溃疡可呈多发性(图5-15),多发性浸润和溃疡融合后可形成更大的浸润或溃疡(图5-16)。

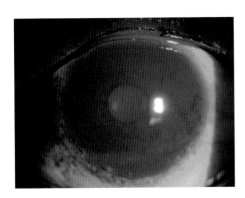

图5-9 角膜下方点状上皮混浊,糜烂,点状浸润,荧光素钠染色+

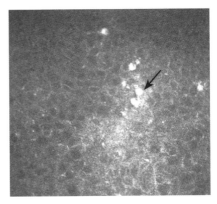

图5-10 病变区角膜上皮细胞边界增宽,反光增强,结构模糊不清,可见炎性细胞及高反光物沉积(箭头所示)

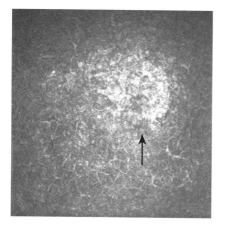

图 5-11 病变区角膜上皮细胞结构模糊不清,周围角膜上皮水肿,增大(箭头所示)

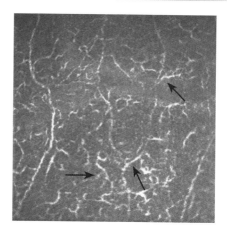

图 5-12 病灶区基底细胞层可见大量活化朗格汉斯细胞聚集(箭头所示)

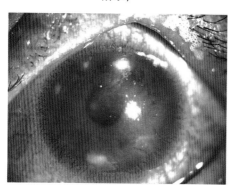

图 5-13 周边角膜上皮下出现多灶性点状浸润,常位于新生血管的顶端

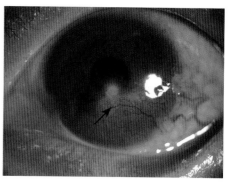

图 5-14 角膜下方可见溃疡形成,溃疡周边角膜水肿,混浊,局部角膜新生血管形成(箭头所示)

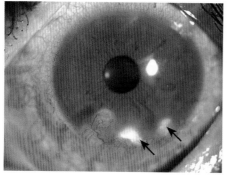

图 5-15 严重睑缘炎患者,角膜周边基质可见多发浸润和溃疡(箭头所示)

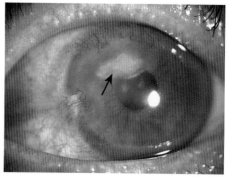

图 5-16 角膜上方溃疡形成,周边角膜新生血管长入(箭头所示)

　　进展期的泡性角膜炎，角膜隆起的结节顶端可形成溃疡，愈合后有新生血管长入。若被误诊或病变迁延，泡性角膜炎可反复发作，复发病灶常出现在新生血管翳的顶端，病灶隆起，角膜基质浸润，部分有溃疡形成，并向角膜中央向心性延伸(图5-17)，最终形成特征性的束状新生血管翳和瘢痕(图5-18)，视力明显下降。然而临床上发现泡性角膜炎很少发生穿孔，但是，如果睑缘炎未得到有效控制，角膜病变反复复发，迁延不愈，严重病例可发生全角膜新生血管翳，或角膜变薄(图5-19，图5-20)，甚至发生角膜穿孔。

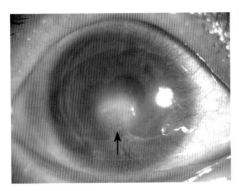

图5-17　角膜中央偏下方浸润，隆起，局部溃疡形成，局部角膜轻度水肿，伴新生血管翳长入(箭头所示)

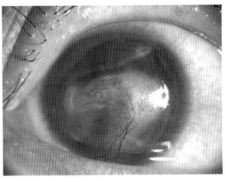

图5-18　角膜中央的束状新生血管翳和瘢痕形成

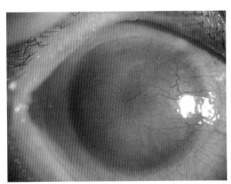

图5-19　严重病例，全角膜新生血管翳形成

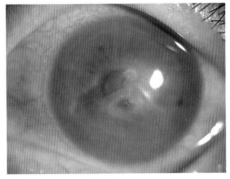

图5-20　角膜斑翳，局部角膜变薄

　　部分迁延性角膜病变的患者，可见角膜云翳与角膜浸润病灶并存(图5-21)，少数还可继发细菌或真菌性感染。

　　3. **瘢痕期**　经治疗，角膜病变减轻，角膜浸润吸收，溃疡愈合，角膜薄翳或斑翳形成(图5-22)，有些新生血管可退行，病变区角膜局部变薄，此期多伴有泪液的明显异常。相对于 BKC 而言,睑缘炎的炎症消退较慢,因此在 BKC 得到控制后,仍需要长期治疗睑缘炎。

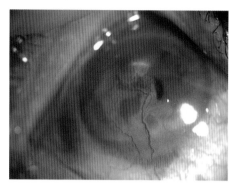

图 5-21 角膜下方混浊,血管翳形成,伸向角膜中央,血管翳顶端可见角膜浸润病灶

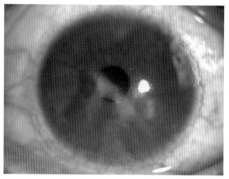

图 5-22 经治疗,角膜病变减轻,浸润吸收,溃疡愈合,角膜斑翳形成

值得注意的是,随睑缘炎好转或加重,角结膜病变可缓解或反复发作;就诊时,患者角膜既可表现为角膜上皮糜烂,上皮下点状浸润,又可同时出现角膜基质浸润、溃疡、泡性角膜病变,并伴有明显的新生血管和不同程度的斑翳形成。

临床需要注意,部分患者双眼的临床表现可不对称,一眼表现为角膜浸润,甚至溃疡形成,另一眼仅有下方角膜周边的新生血管或混浊,少数患者可表现为单眼反复发作,此时应注意检查对侧眼情况,并根据角结膜病变特征,仔细检查患者睑缘情况,以便明确病因,采取针对性治疗。

部分 BKC 患者伴有面部、颈部皮肤的红斑痤疮或脂溢性皮炎。红斑痤疮表现为面颊部、额部和鼻部皮肤的顽固性红斑、丘疹和脓疱、皮脂腺增殖和不同程度的毛细血管扩张(图 5-23,图 5-24)。晚期表现为肥大性酒渣鼻。脂溢性皮炎患者可伴有头皮、眉弓、睑缘、鼻唇沟等皮肤红斑或脱屑,睑缘炎还可表现为睑缘的红斑与脱屑,继发感染后可出现脓疱或溃疡。

(三) BKC 临床分度(推荐)

主要根据病变累及深度与范围,临床上将 BKC 分为轻度、中度和重度。

1. 轻度 病变仅累及角膜上皮层,如点状角膜上皮糜烂、浅层点状角膜炎,(图 5-25),无明显角膜新生血管形成。结膜病变轻微。

2. 中度 病变累及角膜基质层,但未累及角膜中央 4mm 内光学区(图 5-26),可伴有周边角膜浅层新生血管,结膜明显充血,结膜乳头或滤泡增生,以及孤立性泡性结膜炎。

3. 重度 病变累及角膜基质层,并累及角膜光学区,伴/不伴角膜基质明显变薄(图 5-27),明显的角膜新生血管增生。发生多灶性泡性角结膜炎。

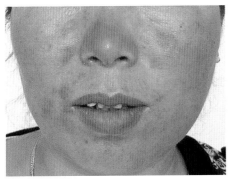

图 5-23　患者口唇周围面颊、鼻部及
口唇周围皮肤潮红、红斑、毛细血管
扩张，丘疹

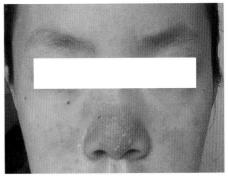

图 5-24　患者，女，10 岁，前额、面颊及
鼻部皮肤潮红、皮肤红斑、毛细血管扩
张，丘疹，鼻部脓疱

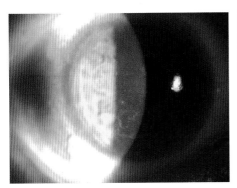

图 5-25　轻度 BKC
病变仅累及角膜上皮层，点状角膜上皮
糜烂、浅层点状角膜混浊

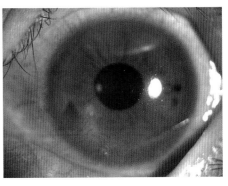

图 5-26　中度 BKC
病变累及角膜基质层，但未累及角膜
中央 4mm 内光学区

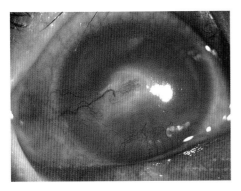

图 5-27　重度 BKC，病变累及角膜基
质层，并累及角膜光学区

（四）儿童 BKC

目前，有关我国儿童 BKC 患病
率尚未见报道。临床上，儿童睑缘
炎患者中，BKC 并不少见。由于儿
童睑缘较成人薄，血管少，无明显毛
细血管扩张与皮肤角化，鳞屑样睑
缘炎也较为少见，所以儿童睑缘炎
症常常被忽略。此外，儿童睑板腺
开口呈圆形，很少发生狭窄或突出，
睑板腺形态异常的观察比较困难，
加之患儿主诉不明，因此儿童 BKC

的临床诊断相对困难,如不仔细检查,极易被误诊和误治。

儿童 BKC 可在任何年龄发病,但发病高峰是 4～7 岁,平均 6～7 岁;女孩多见,多双眼发病,角结膜病变可不对称。有些在婴儿期就出现症状,但因患儿年龄小,主诉不清,从发病到确诊一般需要 2 年时间,青春期后可缓解。

病变早期及时诊断与治疗对视力影响较小,但是,如果 BKC 反复发作,尤其在诊治不及时的情况下,病变可累及角膜中央区,导致视力明显下降。文献报道,有37%的儿童患者角膜变薄,7.8%发生角膜穿孔,需要手术治疗。另外,角膜混浊、变薄还可引起角膜屈光的改变,导致患儿产生弱视。因此,儿童 BKC 一旦确诊,治疗的主要目标为防止发生永久的角膜改变和避免不可逆性的视功能损害。

1. 儿童 BKC 常见病因

(1)睑缘细菌感染:前睑缘炎多见,多为葡萄球菌的感染,金黄色葡萄球菌更多见。

(2)睑板腺囊肿:文献报道的儿童 BKC 中,约50%患者有睑板腺囊肿病史。

(3)睑板腺炎:睑板腺开口的炎症,眨眼时炎症部位与眼表接触、摩擦,病原菌或从睑板腺释放出的相关分子刺激角结膜发生病变,常以泡性结膜炎为特征。

(4)眼红斑痤疮:儿童眼部痤疮以慢性睑板腺炎、睑板腺囊肿和泡性角膜炎为特征,女孩多见,多双眼发病,约77%患者可出现睑板腺异常、角膜浸润和角膜新生血管形成。

2. 儿童 BKC 临床特征

(1)症状:患者出现眼红、畏光、流泪,分泌物增多、或视力下降,其中畏光是儿童患者最常见的主诉,尤其是户外时明显。患者常有复发性睑板腺囊肿、睑腺炎的病史。

(2)体征:多为双眼发病,双眼病变程度可呈对称性,但少数也可不对称。

1)睑缘:前睑缘毛细血管扩张、结痂,睫毛脱落及倒睫;后睑缘充血、睑缘形态改变、睑板腺开口阻塞、睑板腺分泌物异常以及复发性睑板腺囊肿。

2)结膜:表现为结膜充血、结膜乳头增生、角膜缘附近的小泡形成(泡性结膜炎),以及睑结膜滤泡形成。

3)角膜:有55%～87%的儿童睑缘炎可发生角膜病变,包括点状角膜上皮糜烂、角膜上皮下浸润、泡性角膜炎,以及边缘性角膜炎和溃疡,角膜混浊,周边角膜新生血管长入。

与成人 BKC 病变多首先出现于角膜周边不同,儿童 BKC 可首发于角膜中央或旁中央,首先发生于中央区或旁中央区角膜病变,对视力的损害严重。

六、实验室检查

实验室检查的主要目的是明确病因和指导治疗用药。主要包括眼部微生物检查及活体角膜激光共聚焦显微镜检查。

1. 眼部微生物检查　对于 BKC 患者,可进行睑缘、睑板腺分泌物、结膜囊、或角膜病灶区的微生物检查,有助判断致病病原体,以及选择敏感药物,进行针对性治疗,同时也有助于与其他感染性角结膜炎鉴别。

主要检查的微生物为细菌;临床怀疑真菌感染的患者,可进行真菌检查;有典型蠕形螨睑缘炎体征的患者(详见第四章蠕形螨睑缘炎),应进行蠕形螨检查。

（1）细菌检查

1）睑缘细菌检查:文献报道,葡萄球菌睑缘炎的细菌分布与正常睑缘分布不同。98% 葡萄球菌睑缘炎患者可分离表皮葡萄球菌和痤疮丙酸杆菌,其中43% 可分离到痤疮丙酸杆菌。定量研究显示,葡萄球菌睑缘炎的患者表皮葡萄球菌和痤疮杆菌细菌载量更大。

2）睑板腺分泌物细菌检查:BKC 患者睑板腺分泌物中痤疮丙酸杆菌阳性率高于正常人,儿童 BKC 中,34% 患者睑缘和结膜囊细菌培养阳性,其中 80% 为金黄色葡萄球菌。因此,有学者认为,对于 BKC 患者,相对于睑缘的微生物学检查的价值而言,睑板腺分泌物微生物学检查更为重要;在进行睑板腺微生物检查时,应同时进行需氧和厌氧细菌培养,有助于发现痤疮丙酸杆菌感染,指导临床治疗药物的选择。

3）角膜及结膜囊细菌检查:对于角膜周边的浸润或溃疡,当怀疑有活动性感染时,以及严重的泡性结膜炎伴结膜坏死时,应进行角膜或结膜刮片细胞学检查,以及细菌培养等相关微生物学检查。

（2）真菌检查:可进行常规眼部真菌刮片细胞学检查(角膜和结膜病灶),以及真菌培养。

（3）蠕形螨检查:详见第四章蠕形螨睑缘炎。

2. 活体角膜激光共聚焦显微镜检查　可以对睫毛根部蠕形螨,以及角膜病变的病原体(如真菌)进行检查,并可以了解角膜病灶组织内细胞反应程度与类型。

七、BKC 的诊断

对所有睑缘炎患者,尤其是后睑缘炎和混合型睑缘炎患者,或反复复发的睑板腺炎或睑板腺囊肿患者,都应仔细检查角结膜,确定有无 BKC。

（一）临床诊断

BKC 的临床诊断主要依据病史、症状和体征。

1. **病史**　患者既往有反复的睫毛脱落、睑腺炎、睑板腺炎或睑板腺囊肿等慢性睑缘炎病史；多数患者，尤其是儿童，既往有双眼交替、反复发作的角膜病变，常有诊断为"病毒性角膜炎"病史；成人患者还可伴有脂溢性皮炎或红斑痤疮病史。

2. **症状**　患者在原有睑缘炎临床症状的基础上，出现眼红加重、畏光、流泪、眼疼，视力下降等症状，应考虑是否有 BKC。

3. **体征**

（1）**睑缘改变**：患者可出现睑缘充血、睑缘形态异常、睑板腺分泌功能异常、睑板腺炎症等改变（详见第三章睑缘炎与第六章睑板腺功能障碍）。

（2）**结膜改变**：结膜充血，睑结膜乳头增生和滤泡形成，或在角膜缘附近的结膜出现淡红色/灰红色疱疹结节。

（3）**角膜改变**：角膜下方或睑裂区的点状角膜上皮糜烂、周边角膜上皮下浸润或溃疡形成、泡性角膜炎及丝状角膜炎，角膜周边可出现浅层新生血管，角膜病变常与睑板腺炎位置一致；及时合理的治疗后，角膜病变可很快消退，角膜薄翳或斑翳形成。患者往往双眼角膜病变程度不对称，部分患者角膜变薄，甚至发生角膜无痛性穿孔。

（二）BKC 诊断标准（推荐）

1. 双眼发病，反复发作或迁延性病史。

2. 患者有睑缘炎（诊断标准详见第三章睑缘炎）。

3. 结膜或角膜病变。

（1）结膜充血乳头增生、滤泡形成及泡性结膜炎。

（2）角膜周边点状糜烂、浸润、溃疡形成，或泡性结膜炎，浅层新生血管形成，伴不同程度角膜混浊。

随睑缘炎治疗好转后，角结膜病变明显好转，角膜新生血管可迅速消退，可作为验证诊断的重要参考。另外，临床上对于反复发作的泡性结膜炎和滤泡性结膜炎，尤其原因不明的患者，应注意考虑到睑缘炎的因素。

对于诊断或怀疑 BKC 的儿童，应定期评价视力和屈光状态。对家长应进行相关疾病知识的宣教，并嘱其定期带患儿复诊。

（三）鉴别诊断

BKC 主要表现为角膜上皮糜烂、周边角膜浸润、泡性角结膜炎；反复发作或迁延的患者，还可表现为周边角膜溃疡、角膜新生血管翳和瘢痕，应注意与以下角膜病变相鉴别：

1. **单纯疱疹病毒性角膜炎**　病毒性角膜炎较少双眼同时患病，也可累及周边角膜。角膜周边的树枝状或地图状病灶比角膜中央区更早出现基质浸润，易与 BKC 角膜周边浸润和溃疡混淆。但单纯疱疹病毒性角膜炎先出现角膜溃疡，然后出现角膜浸润,且浸润可伸向角膜缘,角膜知觉也明显降低,抗病毒治疗有效,患者多缺乏原发性睑缘炎病变。

BKC 往往先出现角膜浸润,迁延患者可出现角膜溃疡,角膜浸润病灶与角膜缘间往往间隔 1mm 左右透明区,睑缘有明显的炎症,激素治疗有效。

2. **细菌性/真菌性角膜溃疡**　莫拉杆菌和假单胞菌角膜溃疡,以及 24% 真菌性角膜溃疡可以出现在角膜周边,但是细菌与真菌性角膜炎患者眼部刺激症状明显,脓性分泌物增多,病变角膜中央进展迅速,可伴有前房积脓。当怀疑感染性角膜溃疡时,应进行培养和角膜刮片检查,广谱抗生素或抗真菌治疗有效。而 BKC 角膜周边溃疡病程较缓慢,无继发性感染时极少出现前房反应,激素治疗有效。

3. **免疫性角膜病变**　如蚕食性角膜溃疡和胶原血管病引起的周边角膜溃疡:患者常有全身病史,如风湿性关节炎、Wegener 肉芽肿或结节性多发性大动脉炎。角膜浸润或溃疡范围较大,向角膜中央进展,溃疡常在朝向角膜中央一侧有潜行的边缘,伴随角膜溶解,往往需要全身免疫抑制剂才能控制炎症和角膜溃疡。

一般 BKC 角膜浸润和溃疡范围较小,病情发展过程较缓慢,经过睑缘炎治疗后,溃疡可在 2～4 周内吸收。

八、治　疗

（一）治疗原则

1. 积极治疗睑缘炎或 MGD。

2. 控制角结膜炎症。

3. 促进角结膜损伤的愈合。

（二）睑缘炎的治疗

睑缘炎的治疗是 BKC 治疗的重点,睑缘炎的好转、治愈和控制直接影响着 BCK 疗效及复发。治疗主要包括:眼睑局部热敷、按摩及清洁睑缘,减轻睑缘炎症,促使睑板腺分泌物排出,改善睑酯的质量,是睑缘炎和 BKC 治疗的重要步骤和前提。在此基础上,根据睑缘炎病变程度,局部或全身应用抗菌药及激素等治疗(详见第三章睑缘炎和第六章睑板腺功能障碍)。

（三）BKC 的治疗

BKC 的治疗需根据不同病变程度,采用相应治疗方案,并注意儿童患者治疗的特点。治疗以局部治疗为主,治疗的主要目标为控制角结膜炎症,防止复发,减少对视功能的影响。

1. **轻度 BKC 的治疗**　局部使用非甾体抗炎药,如 0.1% 普拉洛芬等,或低浓度糖皮质激素眼液,如 0.02% 氟米龙或 0.1% 氟米龙,根据病情,每日 1～3

次,共 1～2 周,同时晚间用红霉素眼膏或夫西地酸眼胶,每晚 1 次。待角结膜病情减轻后,逐渐减量或停药。

选用糖皮质激素治疗的患者,在激素减量过程中或停用激素后,可用非甾体抗炎药进行维持治疗。需要注意的是,局部抗菌药涂睑缘,治疗睑缘炎,应至少持续 2 个月,以防止 BKC 复发。

2. 中、重度 BKC 的治疗　以局部治疗为主,对少数严重患者或单纯局部治疗效果不佳,应结合全身治疗。

（1）**局部药物治疗**:局部使用 0.5% 氯替泼诺、0.1% 氟米龙、1% 醋酸泼尼松龙或 0.1% 妥布霉素地塞米松滴眼液,每日 3～4 次,晚间应用妥布霉素地塞米松眼膏或四环素可的松膏;使用激素期间,应密切观察眼压,及时发现角膜变薄和穿孔。激素治疗效果不佳,或有禁忌时,可选用环孢素 A 或他克莫司（FK506）。

局部给予促进角膜愈合的药物,如 0.3% 玻璃酸钠、小牛血清提取物眼用凝胶等;角膜溃疡迁延不愈时可选用 20%～40% 自体血清点眼治疗,以及无防腐剂人工泪液等治疗;一旦角膜溃疡愈合,浸润吸收,局部激素滴眼液应酌情减量,在减量至每日 1 次时,应维持 2～4 周后再停用。激素减量或停药后,可给予非甾体抗炎药,如普拉洛芬、溴芬酸钠或双氯芬酸钠等局部使用,进行维持治疗,每日 1～2 次。激素使用期间,应滴用左氧氟沙星或加替沙星等抗菌药滴眼液,每日 1～2 次,晚间涂抗菌眼药膏,预防继发感染。

（2）**全身药物治疗**:对于中、重度 BKC,以及经局部治疗后疗效不明显的患者,应联合全身抗菌药治疗。

1）成人可使用四环素类药物,如四环素和多西环素,口服四环素 250mg,每天 4 次,持续 3～4 周。后减为 250mg 每天 2 次,再减至每天 1 次。

2）对于不能耐受四环素或有禁忌证的患者,可使用多西环素或米诺环素 100mg,每天 2 次,疗程为 2～4 周;待睑缘炎临床症状和体征改善后,减量至 50mg 每天一次,总疗程为 2～3 个月。

3. 儿童 BKC 的治疗　和成人一样,儿童 BKC 的治疗重点也在睑缘炎。因儿童年龄小,配合欠佳,局部治疗过程需要患儿家属良好的配合。

（1）**轻度 BKC 的治疗**:局部治疗为主,一般局部使用抗菌药联合非甾体抗炎药或糖皮质激素治疗。

1）**抗菌药的选择**:金黄色葡萄球菌、表皮葡萄球菌或痤疮丙酸杆菌是儿童睑缘和结膜囊的常见菌群,可选择 0.5% 氯霉素、0.3% 左氧氟沙星、0.5% 左氧氟沙星或 0.3% 妥布霉素滴眼液,每日 2～4 次,晚间使用红霉素或夫西地酸眼膏,治疗 1 个月后,可改为仅在晚间使用红霉素或夫西地酸眼膏,疗程为 2～3 个月。国外报道 1.5% 阿奇霉素滴眼液可有效、安全治疗轻度儿童眼红斑痤疮和泡性结膜炎,目前,国内该药尚未上市。

2）**糖皮质激素的选择**:一般多选择低浓度激素局部使用,如 0.02% 氟米龙、0.1% 氟米龙或 0.5% 氯替泼诺治疗,每日 1 ~ 2 次,炎症得到控制后改为每日一次或隔日 1 次,或激素减量的同时加用普拉洛芬,疗程一般在 4 ~ 8 周。国外报道 0.5% 氯替泼诺与 0.3% 妥布霉素混悬液治疗儿童 BKC,患者耐受性好,副作用少,尤其对眼压影响较小。

(2) 中、重度 BKC 的治疗:在局部治疗的基础上,需要给予全身抗菌药治疗。12 岁以下儿童全身药物治疗最常用的为红霉素。红霉素口服有效、患儿耐受性好、具有广谱抗葡萄球菌和链球菌的作用,是目前儿童 BKC 首选药物。用量:儿童 30 ~ 40mg/(kg·d),每日分 3 次口服;病情控制后,尽快减到最小维持剂量。文献报道口服红霉素 125mg,隔日一次,可以控制睑缘炎症,疗程共 1 ~ 2 个月。12 岁以上儿童可口服多西环素 100mg,每日 2 次,共 4 ~ 6 周,然后减量至每日 1 次,1 ~ 2 个月。

对于治疗中使用糖皮质激素的患儿,应定期测量眼压,对眼压仪器检测不能配合的患儿,也应通过指压法了解眼压情况,防止激素性青光眼的发生。如治疗过程中发现或高度怀疑眼压升高时,应及时处理,如激素减量或停用,给予降眼压药物。

九、典 型 病 例

病例 1

患者,女,39 岁,以双眼交替红、流泪、视力下降 2 年,左眼加重 2 个月主诉就诊。患者 2 年前无明显诱因双眼红,流泪。当地诊断为病毒性角膜炎,给予抗病毒、抗细菌等治疗,自觉有所缓解。后上述症状反复复发,逐渐加重。当地按照结膜炎和角膜炎进行抗病毒药物、抗生素、激素等治疗,病情缓解,但仍复发。2 个月前左眼上述症状加重,伴眼红、眼磨、怕光、流泪,当地诊断为角膜溃疡,给予更昔洛韦、妥布霉素、氟康唑及生长因子等治疗,病情无好转。

查体:眼科检查:视力:右 0.2,左 0.1,眼压:右 15mmHg,左 17mmHg。双眼睑缘充血,前后缘圆钝,睫毛根部鳞屑,睑板腺开口阻塞,脂栓形成(图 5-28、图 5-29)。右角膜下方及中央角膜不均匀混浊,角膜中央上皮糜烂,周边浅层新生血管(图 5-30)。左角膜中央偏颞下方可见约 1mm×2mm 溃疡,边界局限,基底清洁,溃疡区周边角膜混浊、水肿,上方、下方及颞侧周边角膜混浊,大量浅层新生血管长入(图 5-31)。双眼 Kp(-),前房深,瞳孔圆,晶状体透明,眼底检查未见异常。面部检查:患者面颊部,鼻部可见多量痤疮样丘疹、脓疱。

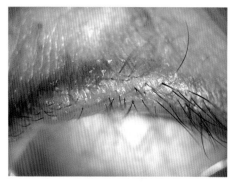

图 5-28　右睑缘充血，前后睑缘圆钝，睑板腺开口阻塞

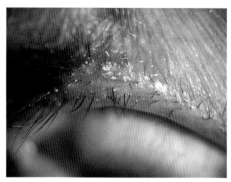

图 5-29　左睑缘充血，前后睑缘圆钝，睫毛根部鳞屑，睑板腺开口阻塞

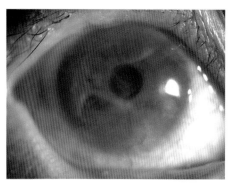

图 5-30　右角膜下方及中央不均匀混浊，角膜中央上皮糜烂，周边浅层新生血管形成

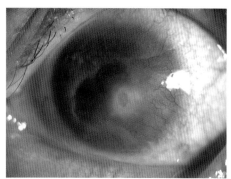

图 5-31　左角膜中央偏颞下方可见约 1mm×2mm 溃疡，溃疡周边角膜混浊，水肿，大量浅层新生血管长入

临床诊断：双眼睑缘炎，双眼 BKC，面部红斑痤疮。

治疗：热敷、按摩及清洁眼睑后局部夫西地酸眼膏外用，每日 2 次；晚间妥布霉素地塞米松眼膏涂睑缘，每日 1 次；左眼 0.1% 氟米龙滴眼液，右眼每日 2 次，左眼每日 3 次，氧氟沙星滴眼液每日 2 次，双眼局部玻璃酸钠滴眼液每日 3 次，口服多西环素 100mg，每日 2 次，面部涂抹夫西地酸乳膏，每日 1 次。

治疗 2 周后，患者症状好转，睑缘充血减轻，鳞屑消失。右眼角膜上皮完整，周边角膜新生血管较治疗前消退（图 5-32）；左眼角膜溃疡愈合，斑翳形成，新生血管部分退行（图 5-33），鼻部及面部脓疱吸收，局部红斑减轻。局部 0.1% 氟米龙滴眼液减量，至右眼每日 1 次，左眼每日 2 次，继续其他治疗。共治疗 4 周后复诊，睑缘充血减轻，鳞屑消失（图 5-34、图 5-35），角膜上皮完整，云翳形成，测量眼压正常。停用局部妥布霉素地塞米松眼膏及口服多西环素，双眼继续坚持热敷、按摩及清洁,0.1%氟米龙滴眼,每日1次,1月后停局部0.1%氟米龙,改为非甾体抗炎药每日2次,共治疗3月。

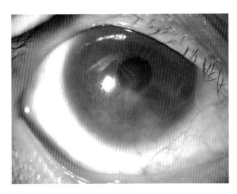

图5-32　治疗2周后,右眼角膜上皮完整,周边角膜新生血管较治疗前消退

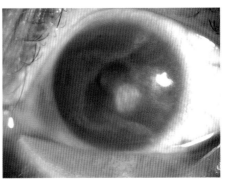

图5-33　治疗2周后,左眼角膜溃疡愈合,斑翳形成,新生血管部分消退

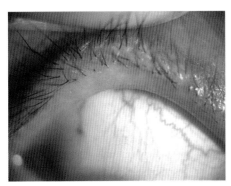

图5-34　治疗4周后,睑缘充血减轻,睑板腺开口阻塞消除

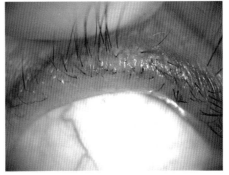

图5-35　治疗4周后,睑缘充血减轻,鳞屑消失,睑板腺开口阻塞消除

病例分析:患者既往症状反复发作,病灶位于周边,应注意睑缘的检查,并与病毒性角膜炎鉴别。患者主要以左眼症状就诊,应同时检查对侧眼,并同时进行治疗。

经治疗,患者角膜病变愈合较快,但应继续坚持睑缘炎的热敷、按摩及清洁等治疗,防止复发。皮肤红斑痤疮的患者,应同时进行眼部检查,一旦睑缘出现相应改变,应及时治疗睑缘炎,防止引起角结膜并发症,影响视力。

病例2

患者,女,6岁,以双眼红,畏光、流泪1月主诉就诊。患者1月前无明显诱因畏光、流泪,眼红,外院诊断为"角膜炎",给予抗病毒及抗生素等治疗,无明显效果。

查体:眼科检查:视力:右0.4,左0.6,双眼睑缘充血,睑板腺开口阻塞,可见脂栓形成(图5-36、图5-37),结膜充血明显,双眼角膜下方及中央可见点状浸润病灶,周边角膜新生血管形成(图5-38、图5-39)。前房深,房水清,瞳孔圆,对光反应灵敏,晶状体清,眼底检查未见异常。

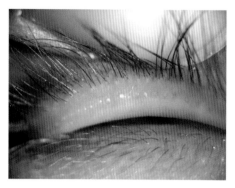 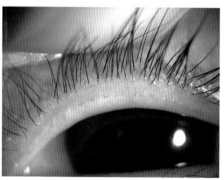

图5-36　右睑缘充血,前后睑缘圆钝,睑板腺开口阻塞,挤压可见黄白色分泌物溢出

图5-37　左睑缘充血较轻,睑板腺开口阻塞,挤压可见油脂样混浊分泌物

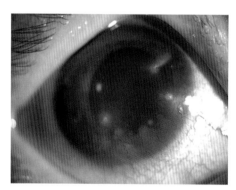 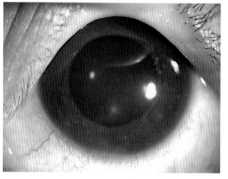

图5-38　右角膜下方及中央可见多处点状浸润,周边角膜新生血管翳形成

图5-39　左角膜下方及中央偏鼻侧可见点状浸润,周边角膜新生血管形成

临床诊断:双眼睑缘炎,双眼 BKC。

治疗:清洁睑缘,眼局部热敷和按摩,妥布霉素地塞米松眼膏晚间涂擦睑缘,每日1次;氟米龙滴眼液每日2次,普拉洛芬滴眼液每日4次,羧甲基纤维素钠滴眼液,每日4次。

治疗2周后,患者症状好转,睑缘充血明显减轻,睑板腺开口阻塞较前减轻。角膜浸润吸收,云翳形成;新生血管较前消退(图5-40～图5-43)。局部氟米龙滴眼液减量,至每日1次,普拉洛芬滴眼液改为每日2次,共治疗4周后,停用局部妥布霉素地塞米松眼膏涂擦及氟米龙滴眼液,局部继续普拉洛芬滴眼液点眼,每日 2 次;双眼继续坚持热敷、按摩及清洁,共治疗 2 个月。

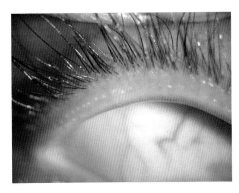

图 5-40　治疗 2 周后,右睑缘充血明显减轻,睑板腺开口阻塞程度较前减轻

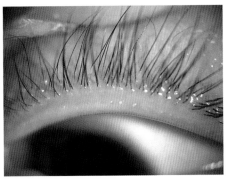

图 5-41　治疗 2 周后,左睑缘充血减轻

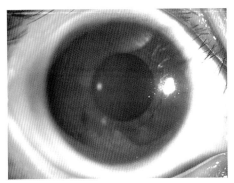

图 5-42　治疗 2 周后,右角膜浸润吸收,薄翳形成,角膜周边新生血管翳明显消退

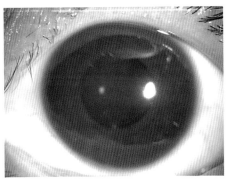

图 5-43　治疗 2 周后,左角膜浸润吸收,薄翳形成,周边新生血管消退

病例分析:儿童与成人同样均可发生睑缘炎,儿童期睑缘厚度较薄,眼睑血管较少,充血往往不明显,另外,患儿常主诉不明确,所以儿童睑缘炎容易被临床忽略。北京市眼科研究所对 30 例患者儿童睑缘炎病例分析发现,睑缘炎可发生在儿童期的各个年龄阶段发生,患儿最小年龄为 1 岁。

儿童睑缘炎可由多种原因引起,临床表现多样,常为为双眼发病,病程呈慢性及反复性特征。临床上常误诊为结膜炎和角膜炎,其中 43.3% 的患者开始时被诊断为病毒性角膜炎。因此对于诊断为双眼病毒性角膜炎,病情反复,常规治疗效果差的患儿,应该注意睑缘的检查,及时排除睑缘炎所导致的角膜病变。

睑缘结构的改变、炎性因子的刺激、睑缘感染以及免疫反应所产生的毒素、泪膜的改变等,对角膜结膜上皮会造成损伤,导致睑缘相关性角膜病变,主要表现为上皮的点灶性或小片状浸润,而且常伴有角膜浅层新生血管增生。儿童睑缘炎患者,由于病情迁延或治疗不及时,容易发生睑缘炎相关性角结膜病变。

儿童睑缘炎的治疗原则与方法基本同成人,但治疗中应该注意:

1. 局部物理治疗时,眼睑按摩常十分困难,患儿难以很好配合,所以局部睑缘清洗、热敷及局部涂擦抗菌药是局部治疗重点。

2. 儿童睑缘皮肤薄,且敏感,应该选择刺激性小的抗菌药进行睑缘涂擦,如红霉素眼膏、夫西地酸眼用凝胶及妥布霉素眼膏等。

3. 儿童睑缘炎相关角结膜病变恢复较快,但睑缘炎症往往控制较慢,所以仍需要持续治疗睑缘炎症,防止复发。另外,儿童的饮食结构的调整,如避免高糖、高脂肪食物等,对防止复发也很必要。

本 章 要 点

1. 睑缘炎相关角结膜病变是一组继发于睑缘炎的结膜和角膜病变,可引起严重视力障碍,临床应重视。

2. 可能的病因包括:睑缘感染、睑板腺功能不良、睑板腺炎以及眼部红斑痤疮等皮肤病变。

3. 发病机制主要包括免疫机制、睑板腺异常脂质产物刺激、炎性因子作用,以及睑缘机械摩擦刺激、泪液质和量的改变、药物作用等。

4. BKC 的诊断诊断主要依据病史及临床表现,应注意与其他边缘性角膜炎相鉴别。

5. BKC 的治疗以治疗睑缘炎为主,并注意长期坚持,防止复发。

6. 儿童 BKC 发病隐匿,易被误诊,对患儿视力危害严重,对所有睑缘炎患儿,均应仔细检查角结膜改变。

（邓世靖）

参 考 文 献

1. Akpek EK, Merchant A, Pinar V, et al. Ocular rosacea:patient characteristics and follow-up. Ophthalmology,1997,104(11):1863-1867.

2. Mcculley JP. Blepharoconjunctivitis. Int Ophthalmol Clin,1984,24(2):65-77.

3. 邓世靖,王智群,张阳,等. 睑缘炎相关角膜病变特点及其睑板腺功能的临床观察. 眼科,2013(03):149-153.

4. 孙旭光,周玉梅,姜超,等.438 例睑缘炎患者的临床分析. 中华眼科杂志,2013,49(10):878-883.

5. Viswalingam M,Rauz S,Morlet N,et al. Blepharokeratoconjunctivitis in children:diagnosis and

treatment. Br J Ophthalmol,2005,89(4):400-403.

6. Gupta N,Dhawan A,Beri S,et al. Clinical spectrum of pediatric blepharokeratoconjunctivitis. J AAPOS,2010,14(6):527-529.

7. Hammersmith KM,Cohen E J,Blake T D,et al. Blepharokeratoconjunctivitis in children. Arch Ophthalmol,2005,123(12):1667-1670.

8. Dougherty JM,Mcculley JP. Comparative bacteriology of chronic blepharitis. Br J Ophthalmol, 1984,68(8):524-528.

9. Kheirkhah A,Casas V,Li W,et al. Corneal manifestations of ocular demodex infestation. Am J Ophthalmol,2007,143(5):743-749.

10. Liang L,Safran S,Gao Y,et al. Ocular demodicosis as a potential cause of pediatric blepharo-conjunctivitis. Cornea,2010,29(12):1386-1391.

11. Thygeson P,Kimura S J. chronic conjunctivitis. Trans Am Acad Ophthalmol Otolaryngol,1963, 67:494-517.

12. Keith CG. Seborrhoeic blepharo-kerato-conjunctivitis. Trans Ophthalmol Soc U K,1967,87: 85-103.

13. Mcculley JP,Sciallis GF. Meibomian keratoconjunctivitis. Am J Ophthalmol,1977,84(6): 788-793.

14. Nichols KK,Foulks GN,Bron AJ,et al. The international workshop on meibomian gland dysfunc-tion:executive summary. Invest Ophthalmol Vis Sci,2011,52(4):1922-1929.

15. Suzuki T,Mitsuishi Y,Sano Y,et al. Phlyctenular keratitis associated with meibomitis in young patients. Am J Ophthalmol,2005,140(1):77-82.

16. Oltz M,Check J. Rosacea and its ocular manifestations. Optometry,2011,82(2):92-103.

17. Hong E,Fischer G. Childhood ocular rosacea:considerations for diagnosis and treatment. Aus-tralas J Dermatol,2009,50(4):272-275.

18. Doan S,Gabison EE,Nghiem-Buffet S,et al. Long-term visual outcome of childhood blepharo-keratoconjunctivitis. Am J Ophthalmol,2007,143(3):528-529.

19. Medsinge A,Nischal KK. Managing blepharokeratoconjunctivitis in children:a review. Expert Review of Ophthalmology,2013,8:485-499.

20. Dougherty JM,Mcculley JP. Comparative bacteriology of chronic blepharitis. Br J Ophthalmol, 1984,68(8):524-528.

21. Groden LR,Murphy B,Rodnite J,et al. Lid flora in blepharitis. Cornea,1991,10(1):50-53.

22. Shine WE,Silvany R,Mcculley JP. Relation of cholesterol-stimulated Staphylococcus aureus growth to chronic blepharitis. Invest Ophthalmol Vis Sci,1993,34(7):2291-2296.

23. Seal DV,Mcgill JI,Jacobs P,et al. Microbial and immunological investigations of chronic non-ulcerative blepharitis and meibomianitis. Br J Ophthalmol,1985,69(8):604-611.

24. Shine WE,Silvany R,Mcculley JP. Relation of cholesterol-stimulated Staphylococcus aureus growth to chronic blepharitis. Invest Ophthalmol Vis Sci,1993,34(7):2291-2296.

25. Jones SM,Weinstein JM,Cumberland P,et al. Visual outcome and corneal changes in children with chronic blepharokeratoconjunctivitis. Ophthalmology,2007,114(12):2271-2280.

26. Farpour B,Mcclellan KA. Diagnosis and management of chronic blepharokeratoconjunctivitis in children. J Pediatr Ophthalmol Strabismus,2001,38(4):207-212.

27. Suzuki T,Teramukai S,Kinoshita S. Meibomian Glands and Ocular Surface Inflammation. Ocul Surf,2015,13(2):133-149.

28. Mehta JS,Sagoo MS,Tuft SJ. Subconjunctival crystals in paediatric blepharokeratoconjunctivitis. Acta Ophthalmol Scand,2006,84(4):557-558.

29. Teo L,Mehta J S,Htoon H M,et al. Severity of pediatric blepharokeratoconjunctivitis in Asian eyes. Am J Ophthalmol,2012,153(3):564-570.

30. Shoaib KK. Severity of pediatric blepharokeratoconjunctivitis in Asian eyes. Am J Ophthalmol, 2012,154(1):210,210-211.

31. Suzuki T,Mitsuishi Y,Sano Y,et al. Phlyctenular keratitis associated with meibomitis in young patients. Am J Ophthalmol,2005,140(1):77-82.

32. Doan S,Gabison E,Chiambaretta F,et al. Efficacy of azithromycin 1.5% eye drops in childhood ocular rosacea with phlyctenular blepharokeratoconjunctivitis. J Ophthalmic Inflamm Infect, 2013,3(1):38.

33. Comstock TL,Paterno MR,Bateman K M,et al. Safety and tolerability of loteprednol etabonate 0.5% and tobramycin 0.3% ophthalmic suspension in pediatric subjects. Paediatr Drugs, 2012,14(2):119-130.

34. Cehajic-Kapetanovic J,Kwartz J. Augmentin duo in the treatment of childhood blepharokerato-conjunctivitis. J Pediatr Ophthalmol Strabismus,2010,47(6):356-360.

35. Wong IB,Nischal KK. Managing a child with an external ocular disease. J AAPOS,2010,14 (1):68-77.

第六章　睑板腺功能障碍

　　睑板腺位于上下眼睑的睑板内,直接开口于睑缘,为全浆分泌的皮脂腺。睑板腺是全身最大的皮脂腺,其分泌物被称为睑酯,是透明的油状液体。在正常眼睑温度下,睑酯保持为液态,瞬目时眼轮匝肌和 Riolan 肌收缩,对睑板腺的压迫作用驱使睑板腺的睑酯排出。当闭睑时,上下眼睑缘接触,睑酯聚集在睑板腺开口处,随着开睑,睑酯被拉伸在泪膜最表层形成泪液的脂质层,起到防止泪膜水分蒸发,促进泪膜分布,保持泪膜稳定的作用。同时,泪液脂质层还具有维持角膜的光学表面,减少微生物和有机物侵袭的作用。

　　当睑板腺的分泌状态发生变化时,就会引起一系列的眼表疾病。作为全身皮脂腺的一部分,睑板腺很易受到皮肤脂溢性疾病,如红斑痤疮、脂溢性皮炎及酒渣鼻等皮脂腺疾病的影响。

　　睑板腺疾病根据受累的范围不同,被分为睑板腺局灶性病变和弥散性病变两类,前者如睑腺炎或睑板腺囊肿,后者主要是睑板腺功能障碍。尽管两者均存在睑板腺开口阻塞,但临床表现却不尽相同,如睑腺炎是一个急性细菌性感染,睑板腺囊肿是一个慢性肉芽肿性炎症,均为单个腺体受累的疾病,而睑板腺的功能障碍为睑板腺弥漫性、累及多个腺体的慢性炎症。

一、定　　义

　　睑板腺功能障碍(Meibomian gland dysfunction,MGD)是一种慢性、弥漫性睑板腺病变,以睑板腺终末导管的阻塞和(或)睑酯分泌的质或量改变为主要病理基础,临床上可引起泪液膜异常、眼部刺激症状、眼表炎症反应,严重时会导致眼表损伤而影响视功能。

　　MGD 定义中包括有三层的含义。其一,不同于睑板腺急性感染,如麦粒肿等疾病,MGD 是一种慢性炎症,临床上常表现为较长期、反复发作性疾病过程,而且发病早期具有一定的隐秘性;其二,MGD 是弥漫性、多条睑板腺腺体受累的疾病,不同于局限性的睑板腺异常如睑板腺囊肿等;其三,MGD 是睑板腺分泌睑酯功能的紊乱,导致睑酯质和(或)量的改变,从而导致泪膜稳定性下降、泪液蒸发加速、睡眠时眼睑缘密闭不良等改变,进一步发展可造成眼表的炎症和损伤。临床应该充分认识到 MGD 作为眼表常见疾病之一,常引起毗邻眼组织,如结膜和角膜的改变和损伤,而且容易被误诊。

二、流行病学

在以往的研究结果中,由于缺乏统一的 MGD 定义及诊断标准,文献中报道的以人群为基础的 MGD 流行病学调查资料,均缺乏真正意义上的相互可比性,所以在参考每个流行病学调查资料时,需要认真分析其观察指标、诊断标准、样本数量及调查对象等要素,避免简单的地将其发病率进行比较。

澳大利亚以社区人群为基础的调查中,以泪膜破裂时间为观察指标统计的患病率,调查结果发现在 40 岁以上的人群中,MGD 发病率为 19.9%。美国以睑板腺开口阻塞和睑缘痂皮及鳞屑为研究观察指标,结果发现 65 岁以上人群 MGD 的患病率为 3.5%。中国大陆、中国台北、日本、韩国、泰国及新加坡等亚洲国家与地区均以睑缘充血、睑板腺开口状态、分泌物性状和睑板腺缺失作为观察指标,调查了 40 岁以上人群的 MGD 患病情况,结果显示其患病率在 46.2% ~ 61.9% 之间,这些亚洲国家与地区的调查结果提示,亚洲人群中 MGD 的患病率可能明显高于欧美国家。在以医院患者为调查对象的研究结果中,各国报道 MGD 的患病率各不相同,在 4.96% ~ 78% 之间。

各国流行病学调查结果见表 6-1 和表 6-2。

三、MGD 的病理生理及发病机制

(一) MGD 的病理生理

MGD 的病理生理改变主要集中在以下几个方面:

1. **睑板腺终末导管及开口的过度角化**　睑板腺终末导管及开口的过度角化是睑板腺阻塞的主要原因,其影响因素包括年龄、性别和激素分布(内源性因素)及局部和全身药物(环境因素),这些因素通过角化抑制失控或前体细胞异常移行及分化而导致过度角化的产生。

2. **睑酯黏滞度增加**　睑酯黏滞度增加是睑板腺阻塞的另一重要原因,但也可独立出现,或由于内源性或外源性因素,或已经存在的分泌物淤积,发生异常代谢所致。

3. **睑板腺阻塞**　睑板腺阻塞一方面引起睑酯向睑缘和泪膜排出减少,导致泪液蒸发过强、泪膜渗透压增加和泪膜不稳;另一方面导致睑酯在睑板腺内淤积、睑脂黏滞度增加、加重睑板腺阻塞,并形成恶性循环;同时,脂质分泌细胞反馈性的持续分泌,会导致腺泡内压力进行性增加,压力诱导上皮细胞激活,促进上皮过度角化,形成腺体阻塞;另外,由于腺体内压力增加,可导致腺管扩张,进而腺泡萎缩,随之脂质分泌细胞减少及腺体缺失(dropout)等,而这些变化可以在没有炎症参与的条件下发生。

表 6-1　以社区人群为基础的 MGD 调查

文献	时间	国家	样本量	人群特点	MGD 定义	患病率	相关危险因素	相关保护因素	其他备注
[1]	1998	澳大利亚	926	40~97 岁居民	①泪膜破裂时间<10s ②泪膜破裂时间<8s	①19.9%（95% CI，17.4~22.7）②8.6%（95% CI，6.9~10.7）			干眼研究
[2]	1997	美国	2420	65~84 岁居民	睑板腺开口阻塞或环状脱胃	3.5%（95% CI，2.8~4.4）			干眼研究
[3]	2012	西班牙	619	40~96 岁居民	出现以下任一项：①中等力度挤压上下睑中部睑板后，无分泌物，或出现黏稠或油蜡样分泌物；②2 个以上睑缘毛细血管扩张；③2 个以上的睑板腺开口阻塞 伴或不伴干眼症状（干、异物感、烧灼感、眼红，分泌物增多、晨起时眼睑粘住，很少、偶尔、经常、持续）出现≥1 种以上述"经常"或"持续"	69.5%（无症状）21.9%（无症状，根据该地区人口分布校正，95% CI，18.8%~25.3%）30.5%（有症状）8.6%（有症状，根据该地区人口分布校正，95% CI，6.7%~10.9%）	年龄、男性、糖尿病、心血管疾病、类风湿性关节炎、饮酒（10~140g 每周），既往吸烟（既往规律吸烟，但已戒烟≥1 年）		研究对象的年龄、性别分布与该地区人口存在较大差异，故校正后结果与实际统计值差距大；无症状 MGD 人群的 TBUT（<10s），荧光染色（评分>1）异常及症状显著高于正常及有症状 MGD 人群

续表

文献	时间	国家	样本量	人群特点	MGD定义	患病率	相关危险因素	相关保护因素	其他备注
[4]	2009	中国	1957	40~84岁居民	睑缘毛细血管扩张伴或不伴干眼症状（干、异物感、烧灼感、眼红、分泌物增多，很少、偶尔、经常、持续）出现1种以上达到"经常或持续"	53.7%（无症状）14.6%（有症状）			干眼研究
[5]	2003	中国台湾	1361	65~91岁居民	出现以下任一项：①睑缘毛细血管扩张②睑板腺开口阻塞	60.8%（95% CI, 59.5%~62.1%）			干眼研究
[6]	2006	日本	113	≥60岁居民	出现以下任一项：①睑板腺腺体缺失>1/3；②腺体分泌物不透明或挤出困难	61.9%（95% CI, 52.1%~70.9%）			干眼研究
[7]	2011	韩国	139	65~95岁居民	出现睑板腺开口阻塞，并伴有：①1级：浆液性分泌物②2级：黏稠或蜡样分泌物③3级：无分泌物	总:52.0% ①26.0% ②22.0% ③34.0%			干眼研究；研究对象中含74名干眼患者（同卷测试）及65名非干眼患者，MGD的发病率及严重程度在两组人群中未发现明显差异

续表

文献	时间	国家	样本量	人群特点	MGD定义	患病率	相关危险因素	相关保护因素	其他备注
[8]	2006	泰国	550	40~78岁接受眼科体检人群	出现以下任一项：①睑缘毛细血管扩张；②睑板腺开口阻塞或环状脱屑	46.2%（95% CI，42%~51%）			干眼研究
[9]	2012	新加坡	3271	40~79岁居民	出现以下任一项：①睑缘毛细血管扩张；②睑板腺开口阻塞	57.2% 56.3%（根据当地人口年龄、性别分布校正，95% CI，53.3%~59.4%）	男性，绝经后（女性）睑裂斑，舒张压升高（＞86.5mmHg），服用ACEI类药物		未发现与年龄明显相关

表 6-2　以医院患者为对象的 MGD 调查结果

文献	时间	国家	样本量	人群特点	MGD 定义	患病率	相关危险因素	相关保护因素	其它备注
[1]	1990	美国	398	眼科体检者	挤压睑板腺出现混浊分泌物或无分泌物	38.9%	年龄		
[2]	2003	奥地利	97	29~88 岁门诊患者（因干眼症状在在眼科门诊就诊 2 次以上）	出现以下任一项：①睑板腺分泌物的量减少或黏稠度增加；②睑板腺开口阻塞伴或不伴 Schirmer 试验< 5mm，伴或不伴干燥综合征	78.4%			干眼研究
[3]	2008	意大利	70	从事屏幕工作的眼科体检者	1/3 以上睑缘结构出现以下任一种异常：①睑缘充血，增厚；②睑板腺分泌物增稠；③睑板腺开口处角化或阻塞	74.3%			未发现眼部不适症状与 MGD 明显相关
[4]	2003	中国	115	18~71 岁门诊干眼患者	睑缘不规整，充血，睑板腺减少或其开口阻塞，角化，压迫睑板腺分泌物排出减少或过多，呈污浊和泡沫或牙膏状	30.4%			干眼研究

续表

文献	时间	国家	样本量	人群特点	MGD 定义	患病率	相关危险因素	相关保护因素	其它备注
[5]	2015	中国	532	>20 岁门诊患者(确诊干眼)	出现以下任一项: ①中等力度挤压上下睑中部睑板腺后,无分泌物,或出现黏稠或蜡状分泌物; ②2 个以上睑缘毛细血管扩张; ③2 个以上的睑板腺开口阻塞	15.4%			干眼研究
[6]	1995	日本	201(眼)	眼科门诊就诊患者	出现以下任一项: ①睑板腺开口阻塞; ②睑板腺体缺失	63.7%			
[7]	2013	印度	4750	≥18 岁眼科就诊人群(除外活动性感染、眼部用药或 6 个月内行眼科手术患者)	挤压睑板出现浓稠或牙膏样分泌物	4.98%			干眼研究

4. 腺泡萎缩 导致腺泡萎缩的原因涉及两个方面:其一为睑酯淤积可促进眼表和腺体内细菌生长,这些细菌产生的分解酯酶可使睑板腺脂质分解为游离脂肪酸等毒性介质,诱发亚临床炎症反应及炎性细胞因子的释放;其二是毒性和炎性介质促进腺体内、睑缘腺体周围结膜和眼表炎症,毒性介质也破坏泪膜的稳定性,同时可导致睑酯性质的变化,增加黏滞度,或通过激活睑缘或腺体内上皮,促进角化,再次形成睑板腺阻塞的恶性循环。

另外,如果 MGD 继发于全身皮肤疾病患者,如脂溢性皮炎等,可伴随脂溢性睑缘炎、睑缘油脂量增加及黏滞度增加。

(二) MGD 的发病机制

2011 年 MGD 研究组的报告中,对 MGD 的发病机制进行了较充分的描述,并根据睑板腺分泌状态的不同,将 MGD 分成两大类:睑酯低排出性和高排出性,睑酯低排出性 MGD 又进一步分为低分泌型和阻塞型(图 6-1),后者再细分为瘢痕性和非瘢痕性两种(图 6-2,图 6-3),并将与各型种 MGD 发生相关的因素分为原发性因素和继发性因素。

1. 睑酯低排出性 MGD 的特征 睑酯低排出性 MGD 分为两种类型,低分泌型与阻塞型,其各自的特征如下:

(1) **低分泌型 MGD 的特征**:主要为睑板腺脂质分泌量减少,但无睑板腺阻塞。

(2) **阻塞型 MGD 的特征**:主要为睑板腺终末导管阻塞或开口区的阻塞,进而导致睑酯排出的障碍。

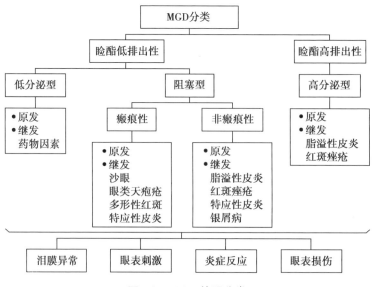

图 6-1 MGD 简明分类

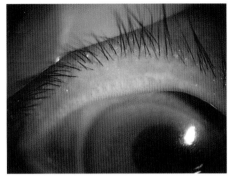
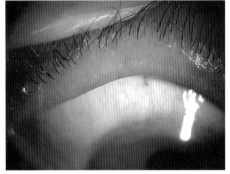

图 6-2　瘢痕性 MGD　　　　　　图 6-3　非瘢痕性 MGD

　　在阻塞型 MGD 中,又进一步分为瘢痕性和非瘢痕性两种,有瘢痕形成者,终末导管或开口区瘢痕形成,睑板腺开口处向睑缘后缘牵拉移位;而非瘢痕形成者,睑板腺开口位置正常,仍保留在皮肤黏膜交界处(MCJ)的后部。随着病程的进展,非瘢痕性 MGD 会进一步导致管口的狭窄、消失和管口周围纤维化,以至于睑板腺不会再随着睑板的压迫而分泌,最后演变成阻塞型。

　　睑板腺终末导管角化过度和睑酯黏滞度增加导致睑板腺开口的阻塞是 MGD 低排放型的核心机制。正常睑板腺导管上皮细胞保持了一定程度的角化,并具有角化细胞全部特点,如含有张力丝、透明角质蛋白颗粒及板层片体。腺管细胞的过度角化是阻塞性睑板腺功能障碍的主要原因。睑板腺中脱落的角化上皮细胞团可阻塞睑板腺开口,淤滞的物质可导致中央导管扩张及腺体退行性扩张和分泌细胞减少及萎缩,最终被鳞状化生的上皮所替代。

　　瘢痕性 MGD 在同一患者可以单独存在,也可以与非瘢痕性 MGD 并存,即在同一睑板腺中同时存在瘢痕性和非瘢痕性两种改变。瘢痕性 MGD 通常伴发其他结膜的瘢痕性疾病,如沙眼、多形性红斑和眼瘢痕性类天疱疮等。患者黏膜下结缔组织增生,形成瘢痕牵拉,使睑板腺开口被牵拉至皮肤黏膜交界之后,甚至导致终末腺管部分暴露、并最终引起局部组织吸收,表面的黏膜变薄,管口轻度高出表面。此时,睑酯无法被正常输送至泪膜中,泪膜脂质层明显异常,引起泪膜脂质层变薄,泪膜不稳定,导致出现蒸发过强型干眼症;泪液的过度蒸发导致泪液持续处于高渗状态,引起眼表上皮及炎症细胞被激活,释放炎症因子,从而加重干眼症状,造成眼表组织的损伤。持续的眼表上皮细胞损伤,可以导致级联放大的炎症反应,并触发眼表和眼部相关淋巴组织的生理黏膜免疫系统激活,形成恶性循环。

　　2. 睑酯高排出性 MGD 的特征　在睑酯高排出性 MGD 中,睑酯分泌量增加,当指压睑板时,可见睑板腺口处排出大量脂质。在伴有炎症反应时,睑酯成分会发生改变,产生多量的游离脂肪酸,进而形成脂质相关的炎性因子,促使睑酯代谢进一步发生改变,从睑缘排出的睑酯性状随之发生改变,从正常的清亮油状,变为污浊的油状或油脂状。

MGD 的病理机制详见图 6-4。

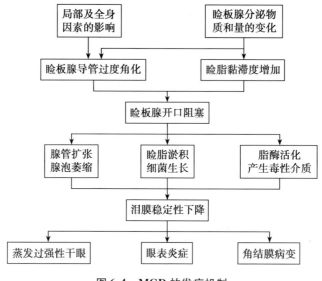

图 6-4　MGD 的发病机制

（三）MGD 的危险因素

可导致 MGD 的危险因素主要包括内部因素与外部因素。

1. **内部因素**　主要为眼局部及全身因素等。

眼部因素包括:前睑缘炎、配戴角膜接触镜、毛囊蠕形螨以及干眼等眼表长期慢性炎症。

全身因素主要包括:雄激素缺乏、女性更年期、年龄相关、Sjögren 综合征、胆固醇水平、银屑病、过敏性疾病、红斑痤疮、高血压以及良性前列腺增生症等。全身因素中与药物相关的因素有:抗雄激素药物、治疗 BPH 的药物、绝经后激素治疗(如雌激素和孕激素药物的替代治疗)、抗组胺药物、抗抑郁药物以及维 A 酸药物的长期应用等。

2. **外部因素**　主要为环境因素等。主要包括:长时间进行电脑、手机屏幕操作;高油高糖饮食习惯等。

四、临床表现

（一）症状

MGD 的临床症状无特异性,常与眼表其他疾病相似,主要包括:

1. **眼干涩**　尤其晨起重,下午轻(此点可与水液缺乏型干眼相鉴别)。

2. 眼刺激　眼痛磨、眼部烧灼感、眼痒、异物感、搔抓感。

3. 视力波动　视物模糊、视力下降，往往晨起时明显。

4. 睑缘分泌物增多　患者常主诉晨起眼睑发粘、睁眼困难、睑缘发红，有分泌物黏着。

值得临床医生注意的是，有部分 MGD 患者，在早期可没有任何症状，而仅表现为挤压睑板时出现睑酯质/量的变化（也称为无症状 MGD）。因此，即使对于没有相关主诉的患者，也应该对其睑板腺分泌进行检查。随着疾病的进展，无症状 MGD 的患者会逐渐出现临床症状。

由于 MGD 与蒸发过强型干眼密切相关，所以部分病人会以干眼的症状就诊，如眼干、眼涩，以及眼磨等。

（二）体征

MGD 的常见典型体征包括睑缘改变、睑板腺分泌异常和睑板腺缺失。

1. **睑缘改变**　主要包括：睑缘形态的变化、皮肤黏膜交界线（MCJ）的变化、睑板腺开口的变化，以及 Marx 线（Marx's line，ML）位置的改变。

（1）**睑缘形态的变化**

1）**睑缘肥厚**：正常成人睑缘的厚度是 2mm（指眼睑的游离缘到睫毛的前界），见图 6-5 和图 6-6。儿童上睑缘的厚度为 1.43～1.63mm，下睑缘的厚度为 1.41～1.61mm。到青少年期，上睑缘的厚度增加到 1.88～2.02mm，下睑缘的厚度增加到 1.81～1.93mm，睑缘随年龄的生理性增厚多发生在青春期后，其原因可能与眼轮匝肌的增厚，以及激素作用下皮脂腺数量增加，而且影响到睑板腺有关。睑缘异常增厚是睑板腺疾病的共同特征，尤其眼睑的后缘钝圆与睑缘增厚有密切的关系，这种变化将干扰睑缘与眼球的接触和位置。

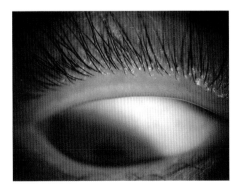

图6-5　正常上睑缘的形态

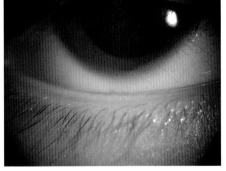

图6-6　正常下睑缘的形态

2）**睑缘毛细血管扩张、充血及新生血管**：儿童期 MGD 睑缘很少见到血管扩张，睑缘皮肤的过度角化及鳞屑形成比较常见；青少年时期 MGD 患者睑缘部血管扩张出现的比例增高;老年 MGD 患者的睑缘部血管扩张明显。睑缘新生血管是睑缘形态改变的另一个特征,会随着年龄的增长而增加,在 MGD 患者新生血管会扩张侵及到睑板腺管口的内外壁。睑缘充血程度会随炎症程度有所不同(图 6-7~图 6-9)。

　　3)**睑缘过度角化**:不同病人可能上下睑缘角化的程度会有所差异,老年患者常伴有睑缘的过度角化,并在上下睑缘均可发生。部分患者在眼睑及睑缘区皮肤呈湿疹样的外观,特应性过敏,以及在伴有全身脂溢性皮炎、红斑痤疮等疾病的患者中出现的更加频繁,这些患者发生睑缘角化的比例明显增高。

　　4)**睑缘形态不规则**:与组织萎缩或瘢痕形成有关,尤其在睑板腺开口区,睑缘组织的萎缩可导致开口内陷,导致睑缘部平整;在瘢痕性和溃疡性睑缘炎患者,长期炎症导致瘢痕组织形成,进而引起睑缘形态改变,如出现睑缘增厚、切迹、睑缘表面不规则等(图 6-10~图 6-12)。

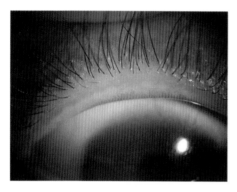

图 6-7　睑缘轻度充血

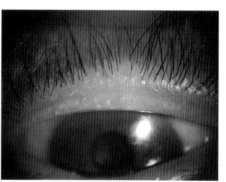

图 6-8　睑缘中度充血

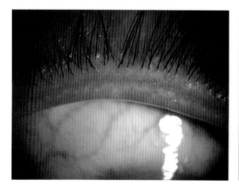

图 6-9　睑缘重度充血

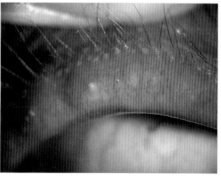

图 6-10　后睑缘钝圆、增厚、新生血管

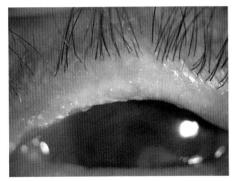
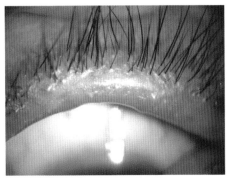

图 6-11　睑缘部呈湿疹样的外观,黏膜
　　　　消失,睑缘部痂皮

图 6-12　睑缘形态不规则、钝圆,
　　　　睑板腺开口消失

（2）**皮肤黏膜交界线处的变化**：皮肤与黏膜交界处位于睑后缘与睑板腺开口后缘之间。位于睑缘的前 2/3 和后 1/3 之间的区域,向后紧邻睑板腺的开口,外观呈浅色素性线状结构。黏膜皮肤交界处是非常重要的解剖部位,它标记着睑缘部由脂质湿润的皮肤和水液湿润的黏膜的分水岭。皮肤黏膜结合处的位置通常是不变的,尽管正常老年人的睑缘可能变得形态不规则,但 MCJ 也不会随着年龄的增长而发生位置的变化,然而,一旦睑缘发生病理性改变,如在 MGD、痤疮和酒渣鼻和严重的特应性眼部疾病时,MCJ 的位置会随之发生改变。

1）MCJ 前移:在 MGD 患者皮肤黏膜交界线变的不规则,黏膜向前移位,以至于开口似乎位于结膜组织中。

2）MCJ 后移:是指 MCJ 向后移位,随着眼睑后缘的角化、鳞状化生和扩展使进入到睑板区域。睑板腺的开口随着 MCJ 的移位有可能变化,这种开口位置的变化将决定是否有油脂成分被释放到泪膜的表面,临床上发现后移比前移更多见。

3）MCJ 区黏膜萎缩:在黏膜萎缩的时候,MCJ 和腺口可能并没有移位,仍然保持与睫毛线相同的距离,但感觉更接近睑后缘。

4）MCJ 嵴皱（Ridging）:指在睑板腺口之间的组织,或 MCJ 像肋骨一样的抬高。这种现象可能继发于黏膜的萎缩。

（3）**睑板腺开口的变化**：正常睑板腺开口位于皮肤黏膜交界处的后方,通常呈圆形,很少呈窄小状,也不会有腺口消失和腺口后置。但在病理状态下可以表现为:

1）**睑板腺口先天性缺乏**:睑板腺开口被角化和脱落的上皮细胞所阻塞,但睑板腺腺体仍然存在,处于不分泌或静息状态。

2）**睑板腺口高于睑缘的表面**:表现为脂帽（capping）、隆起（pouting）和脂栓

（plugging）。为 MGD 的临床病理特征。**脂帽**：散在睑板腺腺口，为具有较硬外壳的油帽状物覆盖，当用针刺破时。其中的油脂可以释放出来，揭去脂帽，其下的腺口可为睑缘溃疡，脂帽可影响到少数腺口，也可累及多数睑板腺口。**隆起**：MGD 的早期体征，为腺口的升高和凸出，常伴睑缘表面充血。**脂栓**：为睑板腺末端腺口闭塞，腺管口内被睑板腺脂质和角化上皮碎屑的混合物堆积所致。

　　3）**狭窄和闭塞**（obliteration）：睑板腺开口位点的消失，常伴随脂质分泌的缺乏。腺口缘界限的消失为 MGD 的早期表现，在新生血管侵及时，可伴随腺口界限消失。但腺口缘界限的消失也可在正常老年人中见到，根据上述的临床表现，可将睑板腺开口病变程度进行评分：0 分，睑板腺开口为正常；1 分，相当于脂帽阶段；2 分，睑板腺开口内阻塞或睑板腺口狭窄，阻塞突起于皮肤表面，相当于临床常见的隆起阶段，此阶段因为腺口阻塞或狭窄严重影响了睑酯的排放；3 分，睑板腺开口严重堵塞或腺口萎缩，几乎无正常睑酯的排放。评分愈高，说明病变程度愈重（图 6-13 ~ 图 6-16）。

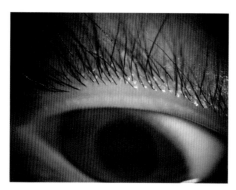

图 6-13　睑板腺正常开口,0 分

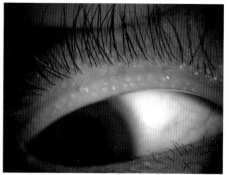

图 6-14　睑板腺的开口有膜状物即脂帽遮盖,1 分

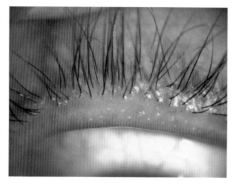

图 6-15　睑板腺口内阻塞隆起,2 分

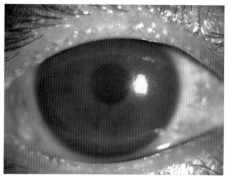

图 6-16　睑板腺口被脂性栓子严重阻塞,3 分

　　睑板腺开口不同阻塞程度与睑板腺的排出情况相一致,阻塞越重,睑酯的排出阻力越大,对泪膜和眼表的影响就越大。在脂帽阶段,用尖锐的器械很容易刺破脂帽,见其下的睑酯流出,此阶段对眼表影响较小,及时治疗可保持相对正常睑板腺开口和睑酯的状态;到隆起阶段,睑板腺的开口处于狭窄的状态,睑酯的形状大多变成半固体形态,流动性较差,需要通过外力挤压眼睑方能使睑板腺管内的睑酯排出,此阶段因为睑酯的质和量均发生变化,故对眼表已经产生影响,及时治疗仍可以阻断其恶化的进程,抑制眼表的炎症;在脂栓阶段,睑板腺开口几乎处于闭塞的状态,睑酯因无法排出淤积在睑板腺内,睑酯的黏滞度增加,变为固态难以自然排出,需要在医院接受专业的睑板腺按摩方能促进睑酯的排出,此阶段对眼表,甚至角膜均会有较严重的影响。

　　(4) Marx 线位置的改变:ML 线的临床意义尚未定论。推测此线与泪膜外缘相邻,可能是泪液与睑缘上皮细胞相互作用形成,并具有引导泪液沿睑缘到达泪小点的作用。ML 线还可能与睑板腺功能障碍相关,在老年患者、睑缘炎、睑板腺功能障碍患者中,常出现 ML 线前移和睑板腺开口后退现象。目前认为,临床裂隙灯下观察 ML 线与睑板腺开口位置的关系,是评估睑板腺功能简便有效的方法。ML 是位于睑板腺开口结膜面的灰白色线,在正常情况下被荧光素、虎红或丽丝胺绿等染料染色后,可见位于睑板腺开口后部的着色线。评价标准:0 分,ML 全部位于睑板腺开口的结膜面;1 分,部分 ML 接触到睑板腺的开口(范围小于 1/2);2 分,大部分 ML 穿过睑板腺开口(范围大于等于 1/2);3 分,ML 越过睑板腺开口,位于睑板腺开口的皮肤面(图 6-17 ~ 图 6-21)。

　　2. 睑板腺分泌异常

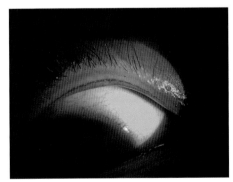

图 6-17　0 分,ML 荧光素染色线前部位于睑板腺开口的结膜面

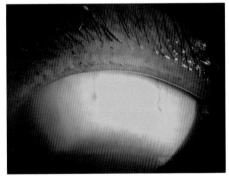

图 6-18　1 分,ML 部分接触到睑板腺的开口(范围小于 1/2)

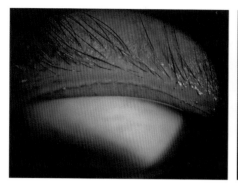 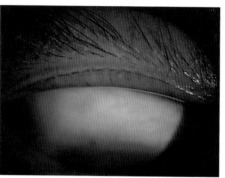

图 6-19　2 分,ML 大部分穿过睑板腺开口　　图 6-20　3 分,ML 越过睑板腺开口,位于
　　　　　（范围大于等于 1/2）　　　　　　　　　　　　　　睑板腺开口的皮肤面

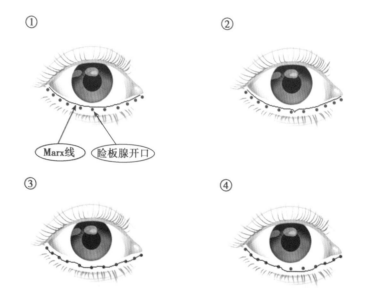

图 6-21　MARX 线的评分标准图解
①0 分;②1 分;③2 分;④3 分

（1）**睑板腺分泌物性状的异常**:在正常年轻人,挤压睑板腺后分泌出的睑
酯为清亮、透明的油性液体,性状如蛋清样。在 MGD 患者,被挤压出的睑板腺分
泌物无论在质量,还是在外观上都发生了很大的变化,睑酯由变性成分的分泌物
和角化的上皮碎屑组成,因此也被称为睑板腺的排出物。根据睑酯性状的变化,
临床可以进行评分,其标准如下:

　　0 分=清亮、透明的液体睑酯

　　1 分=混浊的液体睑板腺排出物

2 分=混浊颗粒状液体睑板腺排出物

3 分=浓稠如牙膏状睑板腺排出物

每眼的上下睑分别进行评分记录（图 6-22 ~ 图 6-25）。

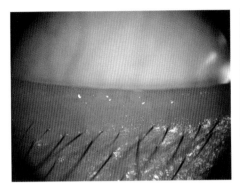

图 6-22　0 分:正常睑酯清亮、透明如蛋清状

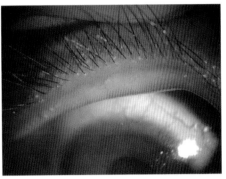

图 6-23　1 分:睑酯混浊,呈液态脂质

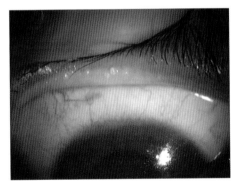

图 6-24　2 分:睑酯污浊伴碎屑(颗粒)

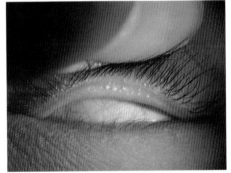

图 6-25　3 分:睑酯稠厚呈牙膏状

（2）睑板腺分泌状态的异常:选择睑板腺中央区的 5 条腺体,进行分泌物排出难易度的观察。其评价标准:

0 分,轻压眼睑,可见中央全部 5 条腺体均有分泌;

1 分,轻压眼睑,有分泌的腺体数在 3 ~ 4 条之间;

2 分,轻压眼睑,有分泌的腺体数在 1 ~ 2 条之间;

3 分,轻压眼睑,无睑板腺腺体分泌。

每眼的上下睑分别进行评分记录。

临床实践中发现,国人由于下睑的睑板宽度较窄,挤压困难,往往造成评价不准确,因此,主要选择上睑板腺的 5 条腺体进行评价标准。

3. **睑板腺缺失**　一般情况下,常规裂隙灯检查不易查见睑板腺缺失,临床上主要通过睑板腺成像技术进行观察与评估。睑板腺成像仪可以检查睑板腺的缺失情况,确定睑板腺组织的消失范围和程度。在正常个体,随着年龄的增加睑板腺数量会减少,这与年龄相关的萎缩进程相一致,这种缺失并不代表阻塞性MGD 的存在。睑板腺的缺失可以发生在腺体的近端、中心部或末梢部位,也可累及全部的腺体。腺体的大量缺失必然导致泪液水分的蒸发速率加快。目前尚无研究证明某个部位睑板腺的缺失与该部位腺口的阻塞或分泌物的质量有何相关性。同样不清楚在腺体消失部位睑板腺的脂质成分是否发生了改变。但是一般认为,腺体末梢部位的腺体缺失更具有临床意义。

　　正常睑板腺上睑细长,25 ~ 40 条,下睑睑板腺短粗,20 ~ 30 条(图6-26,图6-27)。

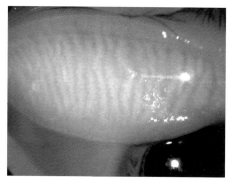

图6-26　正常上睑睑板腺成像

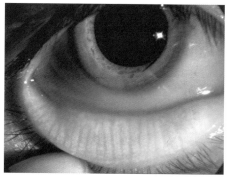

图6-27　正常下睑睑板腺成像

　　睑板腺缺失程度评分:根据睑板腺缺失范围进行评分。

评分标准:

0 分:无缺失。

1 分:睑板腺缺失<1/3。

2 分:睑板腺缺失 1/3 ~ 2/3。

3 分:睑板腺缺失>2/3。

每眼上下睑分别进行睑板腺缺失程度的评分见图6-28 ~ 图6-31。

　　睑板腺分级:根据每眼上下睑板腺合计评分,进行分级,最高为6分。

0 级:0 分。

1 级:1 ~ 2 分。

2 级:3 ~ 4 分。

3 级:5 ~ 6 分。

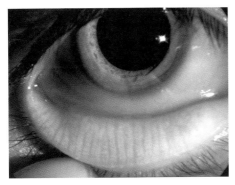

图 6-28　0 分:睑板腺无缺失

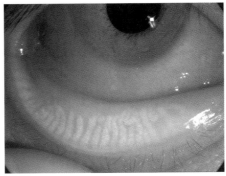

图 6-29　1 分:睑板腺缺失<1/3

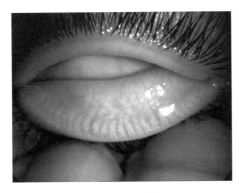

图 6-30　2 分:睑板腺缺失 1/3 ~ 2/3

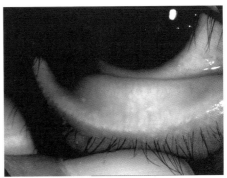

图 6-31　3 分:睑板腺缺失>2/3

五、泪液相关检查

由于 MGD 与泪液膜的关系密切,临床上两者相互影响,因此,在 MGD 的临床检查中,泪液检查的结果可以帮助对 MGD 程度及眼表损伤的情况作出评估。

1. **泪膜破裂时间**(break up time,BUT)　泪膜破裂时间一直被认为是诊断蒸发过强型干眼的方法,然而实际上 BUT 与 MGD 具有密切的关系。泪膜不稳定是干眼的核心机制,也是初始原因,它依赖于多方面的因素,其中包括适当厚度的脂质层,而脂质层来源于睑板腺,因此,脂质层的质和量与睑板腺的功能和干眼有内在的联系,临床上提示 BUT 过低,主要是 MGD 导致的脂质层异常所致。临床上对于 BUT 缩短的患者都应该检查睑板腺及其睑酯分泌状态。有文献报道 BUT 检查对诊断 MGD 的敏感性和特异性为 62% ~ 72% ,非侵入性 BUT 的敏感性和特异性为 82% ~ 86% 。

2. **泪液分泌试验**　泪液分泌试验并不是诊断 MGD 的直接指标,然而,对于鉴别泪液缺乏型干眼和蒸发过强型干眼具有临床意义,这两种类型的干眼都有可能伴发 MGD,因此常规泪液分泌试验是 MGD 检查的相对指标。

3. 眼表染色 眼表的损伤与 MGD 有关,为 MGD 病情进一步加重的结果。不同的病因都可以引起眼表的损伤,通过生物活性染料进行染色观察,可以了解其损伤的程度。

(1) **荧光素染色**:可确定角膜上皮细胞的缺失程度。

(2) **丽丝胺绿和虎红染色**:可确定角膜和结膜上皮细胞的变性与损伤程度。

另外,免疫化学、流式细胞、印迹细胞检查,免疫因子的检测也可以作为眼表损伤程度的指标,但因检测方法复杂、费用高、特异性较差,因此,临床应用较少。

4. 专用仪器的辅助检查

(1) **眼表综合分析仪**:综合应用于角膜眼表检查和干眼诊断,提供包括非侵入式泪膜破裂时间、非侵入式泪河高度、脂质层观察、睑板腺拍照、眼表高清图片及视频拍摄、眼红分析以及角膜点染分析等全套眼表检查方案。整套检查客观、量化、非侵入,突破传统方法的局限性,真正帮助临床医生找到干眼病因并引导分类,让患者可以得到针对性的有效治疗,可提高门诊诊疗效率和客观性。

1) **非侵入式泪膜破裂时间(NIBUT)**:可替代门诊传统 BUT 检查,无需荧光素钠染色,自动计量泪膜破裂时间,包括第一次破裂、平均破裂时间,视频记录每一个破裂点的位置及时间,更加客观、全面反应泪膜的稳定性。

2) **水液层分析(NIKTMH 非侵入式泪河高度)**:非侵入式泪河高度测量,无需点荧光素钠,红外光 2 秒完成拍摄,客观、定量评估泪液分泌量,可部分替代传统 Schirmer 实验,缩短门诊检查时间。

3) **睑板腺拍摄(Meibo-scan)**:通过红外透射睑板腺拍摄及开口观察功能,客观评估睑板腺分泌功能。尤其是清晰的睑板腺图像和独特的增强对比模式,让腺体更加突出,易于辨认。

4) **脂质层观察(lipid layer)**:通过干涉光对脂质层显影拍摄,观察脂质层结构、色彩及涂布状态,可结合睑板腺拍摄诊断脂质层睑板腺功能障碍和蒸发过强型干眼。

5) **眼表充血分析**:眼红分析 R-Scan,可用于干眼及其他炎症引起的充血分析,设备可自动分析球结膜及睫状充血,自动分级、随访。也可用作指导临床治疗周期及用药疗效观察。

(2) **活体角膜激光共焦显微镜**:通过睑板腺的断层扫描和观察腺腔大小及腺泡情况,睑板腺开口的变化,同时可观察结膜和角膜层次的变化。

(3) **非接触睑板腺红外线照相系统**:先后翻转上、下眼睑,应用可安装于裂隙灯显微镜上的非接触红外线照相系统,从睑板结膜面拍摄睑板腺图像。裂隙灯显微镜光源透过红外线滤片将红外线发射到睑板结膜面,因睑板腺内富含脂质颗粒,可将红外线散射,被红外线摄像机捕捉后呈现为白色条纹,睑板其他部分呈现黑色背景。MGD 和 MGD 相关眼病的特异性和非特异性各项检查项目见表 6-3。

表 6-3　MGD 和 MGD 相关眼病的特异和非特异检查一览表

检查分类	特异性检查	全科门诊检查	专科门诊检查
症状：			
	问卷	问卷模板：McMonnies；Schein；OSDI；DEQ；OCI；SPEED	问卷模板：McMonnies；Schein；OSDI；DEQ；OCI；SPEED
体征：			
睑板腺功能	睑缘形态	裂隙灯检查	裂隙灯检查，共聚焦显微镜，睑板腺照相
	睑板腺通畅度、脂质的质和量	裂隙灯检查	裂隙灯检查
	睑缘储存池		睑板腺功能测量仪
	泪膜脂质层检查	裂隙灯检查，干扰量度法	裂隙灯检查，干扰量度法
泪液蒸发渗透压和稳定性	蒸发量测量仪		蒸发量测量仪
	渗透压测量仪	TearLab 仪器等	TearLab 仪器等
	泪膜	TFBUT，OPI	TFBUT，OPI
	泪膜脂质层	分布时间	干扰量度法，分布速率，方式
泪液量和分泌	泪液分泌	Schirmer 1	荧光光度测定法，荧光素清除速率
	泪液量	不可用	荧光光度测定法
	泪液量	泪河高度	泪河曲率半径，眼表综合分析仪
	泪液清除	泪膜指数	泪膜指数
眼表炎症	眼表染色	评价标准：1. 牛津标准　2. NEI 标准	评价标准：1. 牛津标准　2. NEI 标准
	生物标记物		流式细胞学，微球阵列技术，微阵列，质谱测量，细胞因子及白介素，基质金属蛋白酶

TFBUT：泪膜破裂时间，OPI：眼表保护指数，OSDI：眼表疾病指数

以上表格内问卷模版的具体内容请见参考文献［29］～［31］

六、MGD 的诊断

（一）MGD 的诊断原则

MGD 的诊断主要根据体征,参考患者症状及相应的辅助检查结果,同时可结合泪膜的检查指标,进行综合评估,作出诊断。

（二）MGD 的简化诊断流程

见表6-4。

表 6-4　MGD 简化诊断流程

1. 询问症状
2. 测量下泪河高度
3. 测量泪膜破裂时间
4. 角结膜染色评分
5. Schirmer 试验
6. 睑板腺检查
a. 睑缘形态改变
b. 睑板腺挤压检查:观察睑酯量/性质
c. 睑板腺成像:观察睑板腺缺失
诊断流程实施注意点
1. 流程中1、2、3 及 5 项中任意一项有异常,提示干眼;而3,5 正常,提示为蒸发过强型干眼。
2. 各项检查的评分有助于治疗后疗效的随访。
3. 泪液分泌量及清除率测定(荧光光度测定或荧光素清除速率)、泪液蒸发速率测定(蒸发仪测定),以及泪液中炎症介质检测等可用于临床研究。

（三）临床诊断标准（推荐）

1. MGD 的诊断标准　　根据是否具有临床症状,可将 MGD 分为无症状 MGD 和 MGD。

（1）**无症状 MGD 的诊断标准**

1）患者无自觉症状。

2）睑板腺分泌物的性状有轻度改变。

3）睑板腺分泌物减少。

4）患者睑缘部无明显异常。

单纯 MGD 患者,当轻轻挤压睑板腺时,会发现有清亮油性的液体流出,很少有浓稠或牙膏状的物质挤出。但当挤压强度加大后,会有一些腺体排泄出呈乳酪样或牙膏样的物质,或睑板腺分泌物减少。单纯的 MGD 临床表现为眼表的改变和泪膜脂质层变薄,但没有泪液渗透压的增高。由于单纯 MGD 是 MGD 的临床早期阶段,因此及时发现无症状 MGD,可以及早进行临床干预,阻止 MGD 的病理进程,减少其并发症的产生。

（2）**MGD 的诊断标准**

1）**患者有眼部症状。**

2）**眼缘形态改变。**

3）**睑板腺分泌异常。**

4）**睑板腺缺失。**

其中 2）和 3）项为必备项,任何一项出现即可诊断为 MGD;单纯出现 4）项,只说明睑板腺缺失及其程度,还需要结合其他辅助检查才能进行诊断。

睑缘形态改变包括:①**早期表现:**睑缘毛细血管扩张或充血、睑板腺开口的脂帽形成;②**进展期表现:**睑板腺开口堵塞(开口处抬高)或消失(开口处凹陷)、睑缘肥厚、新生血管形成,睑缘切迹以及睑缘不平整等。睑板腺分泌物的变化包括:睑酯呈浑浊油脂状,睑酯呈浓稠脂质状,睑酯呈牙膏状外观。睑板腺缺失主要依靠睑板腺成像等检查结果及其评分。记录睑板腺缺失的程度及分级,对监测病情变化及疗效有实际应用价值。

2. **MGD 相关的角结膜病变的诊断** 在诊断 MGD 的基础上,患者如果同时伴有结膜或角膜病变,应考虑到 MGD 相关角结膜病变的可能(详细内容见临床篇第五章睑缘炎相关角结膜病变)。

（四）MGD 的分级和分度

MGD 的分级与分度标准详见表 6-5 和表 6-6。

表 6-5 MGD 的分度

MGD 分度				
	症状	睑缘	睑脂性状	睑板腺缺失	角膜
轻度	无或轻微,间断发生	正常或轻度充血,可有脂帽形成	混浊	<1/3	正常、无着色
中度	轻或中度,持续发生	睑缘变钝圆、增厚、睑板腺口阻塞、隆起	伴有颗粒	1/3 ~ 2/3	轻度-中度着色,位于周边,未累及视轴
重度	中或重度,影响生活或工作	睑缘肥厚、明显新生血管,睑板腺口有脂栓形成	呈固态、牙膏状	>2/3	角膜上皮或浅基质损伤

表 6-6 MGD 简明分级

级别	MGD 分级（睑板腺挤出难易度和睑酯性状）	症状	睑缘变化	角膜染色
1	+（分泌性状和状态均为 0～1 分之间）	无	无	无
2	++（分泌性状和状态均为 1 分）	轻度	早期	轻度
3	+++（分泌性状和状态均为 2 分）	中度	早期-进展期	中度
4	++++（分泌性状和状态均为 3 分）	显著	进展期	重度

注:1. 角膜染色分级(请参见临床篇第七章);2. 考虑临床实用性,本书作者对国际分级标准进行了适当改良

七、MGD 的治疗

（一）MGD 的治疗原则

1. 以局部治疗为主,对严重病例联合全身治疗。

2. 尽量寻找可能的病因或危险因素,并加以去除。

3. 治疗疗程要足够,一般为 3～6 个月,以避免复发。

4. 伴有干眼或相关角结膜病变,应同时给予治疗。

（二）MGD 治疗方案

1. 无症状的 MGD 的治疗方案

（1）给予病人宣传教育来预防潜在出现的疾病进展,并注意眼睑的卫生和按摩。

（2）症状持续,或有加重趋势的患者,应按轻度 MGD 治疗。

（3）增加 ω-3 必须脂肪酸摄入,鼓励病人日常饮食增加鱼类摄入。

（4）改善工作环境、注意饮食结构(忌辛辣及油腻等刺激性食物)。

（5）注意眼部卫生,经常眼部热敷及睑板腺按摩。

2. MGD 的治疗方案

（1）睑缘清洁、热敷、按摩,促进睑板腺的分泌和排除阻塞。

（2）局部滴用润滑剂,及人工泪液,以缓解症状。

（3）给予抗感染和抗炎药物治疗,抑制炎症反应,防止组织损伤。

（4）对重度或有全身疾病者,同时给予全身药物治疗。

（5）及时处理结膜及角膜并发症。

（三）MGD 的治疗方法

1. 局部物理治疗 包括:睑缘清洁、热敷和按摩。

（1）**睑缘清洁**:使用稀释的婴儿洗发液或沐浴液(无泪配方),或低致敏性香皂或专用睑缘洗剂,清洗睑缘,一般每日 2 次,连续 1 月,之后改为每日 1 次,

连续 1 个月。

（2）**眼局部热敷**：常用的热敷方式有：热毛巾、热水袋、红外线设备及化学发热眼罩等，一般每次持续 5 ~ 10 分钟，温度维持在 40℃ 左右即可。每日 2 次，连续 1 个月，之后改为每日 1 次，连续 1 个月。热敷时注意不要挤压眼球。

（3）**眼睑按摩**：可以指导病人自行眼睑按摩，方法为：一只手向外侧牵拉外眼角，以固定上下睑，另一只手按腺管走行方向（上睑向下、下睑向上），由鼻侧向颞侧轻轻按压睑板腺。每次 3 ~ 5 分钟，每日 2 次，连续 1 个月，之后改为每日 1 次，连续 1 个月。

重度患者或自行按摩效果不佳的患者，可以由医务人员在门诊进行睑板腺按摩。方法包括：玻璃棒法、睑板腺垫板法、棉签法及手指挤压法。近期报道专用睑板腺自动按摩仪 Lipiflow 系统，可以较好缓解和解除睑板腺开口阻塞，该仪器通过眼睑和睑结膜双重加热，眼睑脉冲式热敷及眼睑内外按摩，有效促进睑板腺的分泌，解除睑板腺开口的阻塞。在我国，该仪器目前仍处于临床验证阶段。

2. **局部药物治疗**　包括：局部使用人工泪液及眼表润滑剂、抗菌药及抗炎药。

（1）**人工泪液和眼表润滑剂**

1）**对于轻度、轻 ~ 中度患者**，选用不含或含弱毒性防腐剂的人工泪液，如玻璃酸钠、聚乙二醇、甲基纤维素等。每日 3 ~ 4 次，连续 2 个月，之后酌情减量，疗程不少于 3 个月。

2）**对于中、重度患者**，选用黏度较高的眼膏、凝胶，每日 4 ~ 6 次，连续 2 ~ 3 个月，或选用含有脂质成分的人工泪液，每日 4 ~ 6 次，连续 2 个月，之后酌情减量，疗程不少于 3 个月。

（2）**局部抗菌药**：局部抗菌药主要用于睑缘涂擦，一般选用眼用凝胶或眼膏。常用药物有：

1）**喹诺酮类**：广谱抗菌药，且眼表毒性小。

2）**大环内酯类**：对阳性球菌效果好，可以抑制细菌酯酶。

3）**夫西地酸**：对阳性球菌效果好。

4）**甲硝唑**：对厌氧菌有效，对蠕形螨有效（现无眼用商品药，可医院临时配药）。

5）**妥布霉素地塞米松眼膏**：对于睑缘炎症严重的患者，可以给予妥布霉素地塞米松眼膏涂擦睑缘，每日 2 次，连续 2 周，之后改为每日 1 次，连续 2 周，停用，换单纯抗菌药眼膏维持治疗，每日 1 次，连续 1 月。

（3）**局部抗炎药**：目前临床常用的抗炎药物包括三类：糖皮质激素、免疫抑制剂和非甾体抗炎药。

1）**轻度、轻 ~ 中度 MGD**：可给予非甾体抗炎药局部应用，如普拉洛芬和双氯芬酸钠等，一般每日 2 ~ 3 次，连续 1 个月，改为每日 1 ~ 2 次，之后酌情减量，疗程不少于 2 月。

2）**中度及中～重度 MGD**：首先给予糖皮质激素类药物抗炎治疗，快速控制炎症，减轻症状，待急性炎症控制后，可改成非甾体抗炎药物维持治疗。激素应用的时间应根据病情制定个体化的治疗方案。

糖皮质激素一般选用 0.5% 氯替泼诺，或 0.1% 氟米龙，或 0.02% 氟米龙，每日 2～3 次，连续 2 周，后改为每日 1～2 次，连续 2 周，之后酌情减量。一般疗程在 3 个月左右。应用激素期间应每周检查眼压。

3）**重度 MGD**：一般先选用作用较强的糖皮质激素，如 1% 强的松龙，或 0.1% 地塞米松，每日 3～4 次，连续 2 周，后改为每日 2～3 次，连续 2 周，之后酌情减量，减量同时可加用免疫抑制剂，如 0.05% 环孢素 A，或 0.05% 他克莫司，或 0.1% 他克莫司，每日 2～3 次，之后酌情减量，免疫抑制剂治疗疗程通常至少 3 月。应用激素期间应每周检查眼压。

3. **全身药物治疗** 主要包括口服抗菌药和不饱和脂肪酸，用于重度 MGD 或合并全身皮肤炎性疾病的患者（具体用量用法请参见临床篇第三章睑缘炎）。

1）**口服抗菌药**：主要包括多西环素与米诺环素、红霉素、阿奇霉素及四环素类。

2）**口服不饱和脂肪酸**：补充不饱和脂肪酸：如 ω-3 脂肪酸口服，每次 2000mg，每日 3 次，疗程 2 个月，ω-3 脂肪酸能够显著改善 MGD 患者的症状及睑板腺功能、泪膜稳定性、眼表染色等指标。但凝血异常患者慎用。

4. **手术治疗** 对于同时伴有结膜松弛症、眼睑缘畸形以及角膜溃疡等疾病者，应给予相应的手术治疗。

八、典型病例

病例：女性，29 岁，职业：公司职员，每天应用电脑工作 6～8 小时。

主诉：双眼干涩、灼热感，到多家医院就诊，应用抗菌药及人工泪液等滴眼剂效果不明显。

既往无全身风湿免疫病史、无眼部手术史。

眼科检查：双眼睑缘部无充血、肥厚，睑板腺开口可见脂帽，挤压眼睑后睑酯评分为 2 分，睑板腺缺失评分：右眼上睑 0 分，下睑 1 分；左眼上睑 1 分，下睑 3 分。双眼睑裂区球结膜充血，角膜清亮透明，荧光素染色（-）（图 6-32～图 6-37）。

BUT：右 3 秒，左眼 4 秒；泪液分泌试验：右 7mm，左 8mm，前房、晶状体及眼底未见异常。

诊断：双眼 MGD（中度），伴蒸发过强型干眼。

治疗方案：眼睑热敷+睑板腺按摩：每天 1 次；玻璃酸钠滴眼液，每天 4 次；溴芬酸钠：每天 2 次；氧氟沙星眼膏涂睑缘，每晚 1 次。

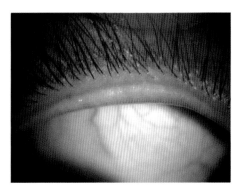

图 6-32　右眼上睑缘睑板腺开口
处可见脂帽,腺口不清晰

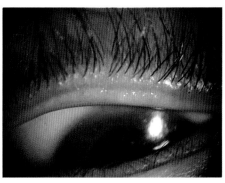

图 6-33　左眼上睑缘睑板腺开口
处可见脂帽,腺口不清晰

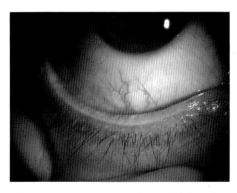

图 6-34　右眼下睑睑缘部结构基本正常

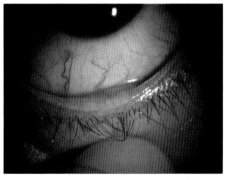

图 6-35　左眼下睑睑缘部结构基本正常

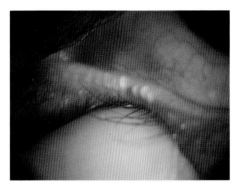

图 6-36　右眼挤压下睑后可见睑板腺分
泌物呈白色颗粒状

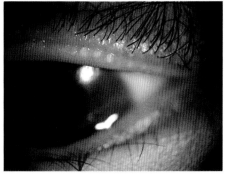

图 6-37　右眼挤压上睑后可见睑板
腺污浊状油性分泌物

治疗 1 个月后停用氧氟沙星眼膏,停溴芬酸钠,改用普拉洛芬每日 2 次。继续治疗 1 个月后,普拉洛芬改为每日 2 次,其余治疗不变,维持 3 个月。治疗 4 个月后患者症状完全消失,睑缘充血及脂帽消退(图 6-38 ~ 图 6-41)。

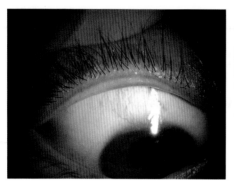

图 6-38　治疗后右眼上睑缘油脂分　　　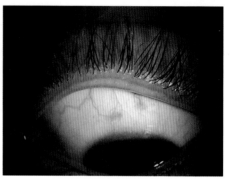
　　　　　泌物明显减少

图 6-39　治疗后左眼上睑睑缘油脂分
　　　　　泌物明显减少

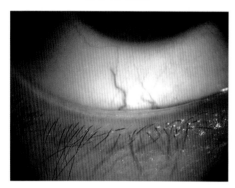

图 6-40　治疗后右眼下睑缘无　　　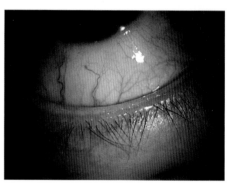
　　　　　明显充血

图 6-41　治疗后左眼下睑缘
　　　　　充血明显减轻

本 章 要 点

1. 睑板腺功能障碍(MGD)是一种慢性,弥漫性睑板腺病变,以睑板腺终末导管的阻塞和(或)睑酯分泌的质或量改变为主要病理基础,临床上可引起泪膜异常、眼部刺激症状、炎症反应,严重时会导致眼表损伤。

2. MGD 是常见眼表疾病之一,各国报道的患病率各不相同,在 4.9% ~ 78% 之间。

3. 根据病理改变,MGD 可以分为睑酯高排出性和睑酯低排出性,后者又可分为低分泌型与阻塞型。

4. MGD 的症状无特征性,其体征是诊断的主要依据,包括:睑缘改变、睑板腺分泌物异常及睑板腺缺失。

5. MGD 的主要治疗原则

(1) 以局部治疗为主。

(2) 对严重的病例或伴有全身疾病的患者,应联合全身治疗。

(3) 治疗的疗程要足,一般在 3～6 个月。

(洪　晶)

参 考 文 献

1. McCarty CA, Bansal AK, Livingston PM, et al. The epidemiology of dry eye in Melbourne, Australia. Ophthalmology. 1998, 105(6):1114-1119.

2. Schein OD, Munoz B, Tielsch JM, et al. Prevalence of dry eye among the elderly. American journal of ophthalmology. 1997, 124(6):723-728.

3. Viso E, Rodriguez-Ares MT, Abelenda D, et al. Prevalence of asymptomatic and symptomatic meibomian gland dysfunction in the general population of Spain. Investigative ophthalmology & visual science. 2012, 53(6):2601-2606.

4. Jie Y, Xu L, Wu YY, et al. Prevalence of dry eye among adult Chinese in the Beijing Eye Study. Eye (London, England). 2009, 23(3):688-693.

5. Lin PY, Tsai SY, Cheng CY, et al. Prevalence of dry eye among an elderly Chinese population in Taiwan: the Shihpai Eye Study. Ophthalmology. 2003, 110(6):1096-1101.

6. Uchino M, Dogru M, Yagi Y, et al. The features of dry eye disease in a Japanese elderly population. Optometry and vision science: official publication of the American Academy of Optometry. 2006, 83(11):797-802.

7. Han SB, Hyon JY, Woo SJ, et al. Prevalence of dry eye disease in an elderly Korean population. Archives of ophthalmology. 2011, 129(5):633-638.

8. Lekhanont K, Rojanaporn D, Chuck RS, et al. Prevalence of dry eye in Bangkok, Thailand. Cornea. 2006, 25(10):1162-1167.

9. Siak JJ, Tong L, Wong WL, et al. Prevalence and risk factors of meibomian gland dysfunction: the Singapore Malay eye study. Cornea. 2012, 31(11):1223-1228.

10. Hom MM, Martinson JR, Knapp LL, et al. Prevalence of Meibomian gland dysfunction. Optometry and vision science: official publication of the American Academy of Optometry. 1990, 67(9):710-712.

11. Horwath-Winter J, Berghold A, Schmut O, et al. Evaluation of the clinical course of dry eye syndrome. Archives of ophthalmology. 2003, 121(10):1364-1368.

12. Fenga C, Aragona P, Cacciola A, et al. Meibomian gland dysfunction and ocular discomfort in

video display terminal workers. Eye（London,England）. 2008,22(1):91-95.

13. Zhang M,Chen JQ,Liu ZG,et al. [Clinical characteristics of patients with dry eye syndrome. [Zhonghua yan ke za zhi] Chinese journal of ophthalmology. 2003,39(1):5-9.

14. Li J,Zheng K,Deng Z,et al. Prevalence and risk factors of dry eye disease among a hospital-based population in southeast china. Eye & contact lens. 2015,41(1):44-50.

15. Shimazaki J,Sakata M,Tsubota K. Ocular surface changes and discomfort in patients with mei-bomian gland dysfunction. Archives of ophthalmology. 1995,113(10):1266-1270.

16. Rege A,Kulkarni V,Puthran N,et al. A clinical study of subtype-based prevalence of dry eye. Journal of clinical and diagnostic research :JCDR. 2013,7(10):2207-2210.

17. Blackie CA,Korb DR,Knop E,et al. Nonobvious obstructive meibomian gland dysfunction. Cor-nea. 2010,29(12):1333-1345.

18. Rolando M,Valente C,Barabino S. New test to quantify lipid layer behavior in healthy subjects and patients with keratoconjunctivitis sicca. Cornea. 2008,27(8):866-870.

19. Butovich IA. The Meibomian puzzle:combining pieces together. Progress in retinal and eye re-search. 2009,28(6):483-498.

20. Lekhanont K,Rojanaporn D,Chuck RS,et al. Prevalence of dry eye in Bangkok,Thailand. Cor-nea. 2006,25(10):1162-1167.

21. Lin PY,Tsai SY,Cheng CY,et al. Prevalence of dry eye among an elderly Chinese population in Taiwan:the Shihpai Eye Study. Ophthalmology. 2003,110(6):1096-1101.

22. Schein OD,Munoz B,Tielsch JM,et al. Prevalence of dry eye among the elderly. American jour-nal of ophthalmology. 1997,124(6):723-728.

23. Obata H. Anatomy and histopathology of human meibomian gland. Cornea. 2002,21(7 Suppl): S70-74.

24. Kobayashi A,Yoshita T,Sugiyama K. In vivo findings of the bulbar/palpebral conjunctiva and presumed meibomian glands by laser scanning confocal microscopy. Cornea. 2005, 24 (8): 985-988.

25. Farrell J,Patel S,Grierson DG,et al. A clinical procedure to predict the value of temporary oc-clusion therapy in keratoconjunctivitis sicca. Ophthalmic & physiological optics:the journal of the British College of Ophthalmic Opticians（Optometrists）. 2003,23(1):1-8.

26. Johnson ME,Murphy PJ. Measurement of ocular surface irritation on a linear interval scale with the ocular comfort index. Investigative ophthalmology & visual science. 2007, 48 (10): 4451-4458.

27. Maskin SL. Intraductal meibomian gland probing relieves symptoms of obstructive meibomian gland dysfunction. Cornea. 2010,29(10):1145-1152.

28. Nichols et al. The international workshop on meibomian gland dysfunction:executive summary. IOVS,Special Issue 2011,52(4):1922-1929

29. DEWS. Methodologies to Diagnose and Monitor Dry Eye Disease:Report of the Diagnostic Meth-

odology Subcommittee of the International. Dry Eye WorkShop. Ocul Surf. 2007;5:108-152.

30. Behrens A,Doyle JJ,Stern L,et al. Dysfunctional tear syndrome:a Delphi approach to treatment recommendations. Cornea. 2006;25;900-907.

31. Ousler GW 3rd,Hagberg KW,Schindelar M,Welch D,Abelson MB. The Ocular Protection Index. Cornea. 2008;27(5):509 -513.

32. Duke-Elder WS,MacFaul PA. The ocular adnexa,Part I:inflammations of the lid margins. Vol 13. In:System of Ophthalmology. London:H. Kimpton. 1974:205-250.

第七章　睑板腺功能障碍相关干眼

干眼是常见眼病之一,根据文献报道,美国的干眼发病率为14.6%(65~84岁人群),日本干眼发病率为17%,加拿大干眼发病率为28.7%,而我国文献报道国内的干眼发病率为21%~52.4%。

近年来,随着对干眼研究的深入,人们逐渐清楚地认识到干眼与MGD有着密切的关系,两者的发病机制诸多方面有较大范围的交叉重合,国际干眼研讨会(dry eye work shop,DEWS)指出:60%的干眼病患者有MGD。Shimazaki(1995)调查发现,干眼患者中睑板腺功能异常者高达65%;Heiligenhaus等(1995)在对110例干眼患者的调查中发现,78%的干眼患者有泪膜脂质层缺损;我国张梅等报道,48.7%的干眼与MGD直接相关,或同时合并有MGD。国内近期的研究数据显示,超过87.6%干眼患者有MGD。因此,应高度重视睑板腺功能障碍相关干眼的基础和临床研究,明确两者之间的关系,更好地指导临床正确的诊断与有效治疗。

一、定　　义

临床上,将由于睑板腺功能障碍所导致的睑酯改变,进而影响到泪膜脂质层,所引起泪液蒸发过强型干眼,称为睑板腺功能障碍相关干眼。患者通常伴有睑缘炎或睑缘炎相关角结膜病变。

患者常会出现眼部异物感、瘙痒感、烧灼感等眼部不适症状,有些患者会出现典型的一过性眼部刺激症状。当MGD导致的睑缘炎症进一步加重,破坏了睑缘结构,如睑板腺开口、皮肤黏膜交接处,以及眼睑刷时,常会导致泪液涂布异常、泪液动力异常,以及眼表上皮的损伤,继而发生水液缺乏型干眼。随着病程发展,当MGD导致的睑缘炎症迁延不愈时,眼表杯状细胞和副泪腺等与黏蛋白和基础泪液分泌相关的细胞或组织结构逐渐受损,最终患者会导致混合型干眼。当发生严重的相关角结膜病变时,可表现为角膜新生血管、点状角膜上皮缺损,以及角膜溃疡甚至穿孔等。

二、病　理　生　理

(一)泪液成分与变化

根据泪液产生来源不同,可将其分为基础泪液和刺激性泪液,其中基础泪液与泪膜密切相关。泪液在眼表形成泪膜,泪膜具有润滑保护暴露的眼球表面,抵御致病微生物和有机物侵袭的作用。当泪膜异常时,泪液中的抗菌成分减少或改变,会增加角结膜感染的概率。从功能角度,可以将泪膜分为两层,分别为与角膜上皮接触、由水液与相关黏蛋白混合而成的,具有一定浓度梯度的胶样层(即以往认为的水样层和黏蛋白层)和位于泪液最表层的脂质层。泪膜在角膜前形成一个臻于完美的光学表面,是获得良好视功能的基础,当泪膜破裂时,在无泪液保护的区域会导致角膜上皮表面的不光滑,使得光线在视网膜聚焦受到影响,从而导致视力波动,严重者会造成持续性视力下降。

泪膜脂质层中的脂质来源于睑板腺分泌的睑酯,其中,位于睑缘区的睑酯量为300μg,泪膜脂质层的睑酯量约9μg。泪膜脂质层能够减少泪液蒸发,降低泪膜表面张力,起到稳定泪膜作用,而且泪膜脂质层可以防止泪液从睑缘溢出,并具有睡眠时密封睑缘的作用。

睑板腺功能障碍相关干眼时,由于泪膜脂质层发生异常、引起泪膜水液层的蒸发过强,可导致泪液渗透压增高,而后者往往会造成或加重睑缘和角结膜的炎症。MGD时,一方面,睑板腺向泪膜提供的脂质减少,当减少至不足以维持泪膜脂质层的完整性时,泪液的蒸发速率便增高,Craig等(1997)指出,伴随泪膜脂质层的缺损,泪液蒸发速率逐渐增高,若泪膜脂质层完全缺失,则泪液蒸发速率将增高到正常的4倍。泪液中水分的过度蒸发,必然影响泪膜稳定、使泪液渗透压增高,进而导致IL-1、IL-6、IL-8、TNF-α等炎性介质增多,引起或加重炎症反应,并损害眼表细胞;分泌过强型MGD的睑酯淤积,可促进眼表和睑板腺腺体内细菌生长,细菌产生的酯酶分解睑板腺分泌的脂质,产生游离脂肪酸等毒性介质,这些毒性介质不但会降低泪膜的表面张力,破坏泪膜的稳定性,更可进一步诱发眼表炎症反应,以及刺激释放炎性细胞因子,形成恶性循环。加重眼表损害。

MGD患者睑酯中,甘油三酯、胆固醇、单不饱和脂肪酸减少,支链脂肪酸增多。其中,非极性不饱和脂肪酸的含量下降,可导致睑酯熔点升高,黏滞度偏高、流动性差。MGD患者睑酯成分的变化不但影响分泌物的排出,造成睑酯潴留,而且由于不同脂质成分的改变,会影响功能正常睑酯的生理作用,如在正常睑酯中,极性脂质是泪膜的表面活性剂,具有调和水与非极性脂质、使泪液中的脂质与水液交融的作用,对维持泪膜张力有重要作用,极性脂质含量降低将严重影响泪膜稳定性。正常睑酯只含有2%左右的游离脂肪酸,而MGD患者泪液中游离脂肪酸增高,过高的游离脂肪酸增高会与泪膜其他成分发生皂化作用,降低泪膜稳定性,临床表现为患者两眦部或泪河中常出现白色泡沫状分泌物,另外,过多的游离脂肪酸还具有上皮毒性和刺激性,并可导致泪膜稳定性的破坏,造成患者明显的眼部不适感。

MGD时,不但泪液中脂质的质和量发生变化,蛋白质的含量也同时会发生明显改变,如总蛋白(TP)、乳铁蛋白(LACTO)、溶菌酶、锌-α2-糖蛋白(ZAG-2)、转铁蛋白(TRANSF)、脂质运载蛋白1(LIPOC-1)、金属蛋白酶9(MMP9)以及谷氨酰胺转移酶2均明显升高,白蛋白(ALB)含量下降,泪液的屏障功能下降,影响眼表抵御感染的能力。

(二) 眼睑刷的功能

眼睑刷(lid-wiper)位于睑结膜近睑缘部位,前界位于睑缘后唇、睑板腺开口后方的复层鳞状上皮由角化型向非角化型过渡处,止于睑板上(下)沟的睑缘侧。生理状态下,睑缘后唇呈相对锐利的角,配合眼睑刷部位的上皮组织略微增厚,为睑缘与角结膜表面之间提供了一个相对光滑、精密接触的表面以及高弹性的软性摩擦面,对于泪膜的更新和涂布十分重要。当自然瞬目时,眼睑刷对泪膜起到雨刮样作用,可有效清除陈旧泪液,涂布新的泪膜,并推动泪膜分布于上、下睑缘表面。

自然瞬目的频率一般为10~12次/分,每次瞬目均伴有睑缘与角结膜之间、上下睑缘间的摩擦与接触,存在着潜在性损伤接触区域上皮细胞的风险。眼睑刷可以避免和减轻眼睑与角结膜表面发生摩擦损伤,对保护眼表起到非常重要作用。Knop等认为,眼睑刷的上皮层中含有的杯状细胞,可分泌一种高度糖基化的黏蛋白,这种黏蛋白具有高亲水性,能形成一层较厚的黏蛋白-水凝胶,是构成泪膜的主要成分,同时也隔离眼睑刷上皮与角结膜上皮之间的直接接触,保护上皮细胞。眼睑刷上皮层的杯状细胞隐窝,还可以扩大黏蛋白在眼睑刷表面的分布面积,有利于更好的润滑眼表。当眼睑刷在角结膜表面滑动时,眼睑刷中的杯状细胞、杯状细胞隐窝结构以及该黏蛋白-水凝胶层形成了一种流动的润滑剂,大大减轻了眼睑和眼表上皮的机械摩擦,避免由此对眼睑刷表面上皮细胞的损伤;其次,覆盖眼睑刷表面的黏蛋白在每一次瞬目时,通过吸附水液,抵抗泪小管的毛细管虹吸作用,使泪膜更好地分涂布于眼表。另外,Knop等学者推测,在眼睑向后运动的方向上,眼睑刷表面较厚的黏蛋白-水凝胶层可以封闭上睑后方泪湖的流动。

MGD时,睑缘病变会改变与眼睑刷有关的结构和成分,进而损伤眼表。2002年korb等首次提出了眼睑刷上皮病变(lid-wiper epitheliopathy,LWE)的概念。LWE时,眼睑刷上皮损害,临床上表现为该部位荧光素染色阳性。随后,Knop等提出下眼睑也具有与上眼睑相似的眼睑刷结构。Shiraishi等进一步发现,下睑LWE发病率高于上睑LWE。

(三) 年龄相关的改变

睑板腺功能障碍相关干眼在老年人中发病率较高,与老年人睑板腺年龄相关性萎缩,造成的睑酯分泌量减少、睑酯理化性质改变有关,另外。泪液分泌功能下降、角膜知觉下降及结膜囊容积减小也是相关危险因素。杨文蕾等报道,随年龄增长,睑板腺分泌脂质的熔点逐渐升高,这种改变与睑酯的组分改变有关;研究还发现,泪液分泌量随着年龄的增加而逐渐减少,65 岁老人的泪液分泌量,只有 18 岁年轻人的 40%;结膜松弛会挤占结膜囊容量,使老年人结膜囊的容积下降,由正常的 50μl 降低到不足 20～30μl,结膜囊容量的下降,会减少结膜囊内泪液储备量,从而加重干眼。

三、临 床 表 现

（一）临床症状

与其他类型干眼类似,MGD 相关干眼的症状不具有特异性。常见症状包括烧灼感、异物感、干涩感、眼红、眼痒、畏光、视疲劳以及视力波动主要为视物模糊等。晨起时,自觉症状尤为明显为本病的特征。此外,此类干眼患者的症状往往重于其他类型干眼,临床上应特别予以关注。

（二）临床体征

MGD 相关干眼患者的体征包括 MGD 体征和干眼相关的体征及泪液膜变化。

1. MGD 体征　睑缘形态变化、睑缘分泌物变化和睑板腺缺失是 MGD 的三大典型体征。当 MGD 相关干眼主要表现为以蒸发过强型干眼为主时,患者的泪河宽度和泪液分泌量往往基本正常,此时,评估睑板腺的缺失程度尤为重要。

（1）**睑缘形态改变**:主要包括:睑缘部呈湿疹,过度角化;后睑缘钝圆、增厚、新生血管形成;睑缘形态不规则;睑板腺开口改变:表现为睑板腺口脂帽、凸出、脂栓甚至开口消失。

Yamaguchi 等发现,Marx 线前移的程度与睑板腺缺失的程度呈正相关,并有统计学意义,认为 Marx 线可作为一种简便、快速的检查方法,用于 MGD 的诊断。

（2）**睑板腺分泌物变化**:其与病变严重程度相关,包括睑酯排出难易度和排出睑酯的性状,国外学者认为,由于 MGD 患者下睑板的异常通常较上睑板更为严重,建议挤压时应以下睑板为主。

正常情况下睑板腺分泌物清亮透明,若分泌物呈现混浊、颗粒,甚至牙膏状则属异常。Hykin 等提出睑酯排出难易度评分方法:挤压上睑或下睑,观察中央 5 条睑板腺睑酯排出情况并进行评分,其评分标准为:

0 分:所有腺体均有分泌物挤出;

1 分:3～4 条腺体有分泌物挤出;

2 分:1～2 条腺体有分泌物挤出;

3 分:所有腺体均无分泌物挤出。

每眼的上下睑分别进行评分记录。

睑酯性状的评分方法为,观察下睑中部 1/3 的 8 条睑板腺分泌物形状,根据每个腺体分泌物性状为 0~3 分,评分标准为:

0 分:清亮透明;

1 分:混浊;

2 分:混浊伴有小碎片(颗粒物质);

3 分:黏稠,似牙膏状。

每眼的上下睑分别进行评分记录。

(3)**睑板腺缺失**:利用睑板腺透照镜(meiboscopy)或者用非接触式红外线睑板腺观察(meibography),可活体观察到睑板腺形态与数量,并对睑板腺缺失进行评分和分级。

Arita 等对睑板腺的评分标准为:

0 分:无腺体消失;

1 分:消失不超过全部腺体的 1/3;

2 分:消失>1/3 但<2/3 全部腺体;

3 分:消失>2/3 全部腺体;

每只眼睑板腺总评分为上、下眼睑评分之和(0~6 分)。

2. **干眼相关体征及泪液膜变化** 睑板腺功能障碍相关干眼以蒸发过强型干眼为主,其体征及泪液膜改变主要为:

(1)泪河宽度和泪液分泌量基本正常。

(2)泪膜破裂时间明显缩短。

(3)睑裂区角结膜损伤为主。

四、干眼问卷调查与辅助检查

(一)干眼问卷调查

干眼问卷调查可以发现亚临床的干眼患者,并有助于临床医师了解干眼对患者日常生活质量的影响程度,同时也是干眼诊断的重要依据。

目前国内采用的干眼问卷模式多参考国外现有问卷,常用的问卷模式有:

1. Ocular Surface Disease Index(OSDI)

2. the Impact of Dry Eye on Everyday Life Questionnaire(IDEEL)

3. 25-item National Eye Institute Visual Function Questionnaire(NEI-VFQ-25)

4. Dry Eye Questionnaire and its variations(DEQ, DEQ-8, Contact Lens Dry Eye Questionnaire)

5. The Standard Patient Evaluation of Eye Dryness questionnaire

其中,OSDI 和 IDEEL 是经过权威部门认证的、可信的干眼调查问卷,包含了对干眼患者生活质量的评估,是目前常用的调查问卷。

(二) 辅助检查

1. 眼表上皮检测

(1) 眼表上皮活性染色

1) 荧光素染色:结膜囊内滴入少量 1% 荧光素钠溶液,在裂隙灯钴蓝光下观察。正常情况下,可见眼球表面一层完整的泪膜,角膜上皮不着色。染色阳性提示角膜上皮的完整性破坏。

荧光素染色评分采用 12 分法:将角膜分为 4 个象限,每个象限为 0～3 分,评分标准为:0 分:无染色;1 分:1～30 个点状着色(轻度);2 分:>30 个点状着色,但染色未见到融合(中度);3 分:角膜出现点状着色融合、丝状物及溃疡等(重度)。

2) 虎红染色(孟加拉红染色):检查方法同荧光素试纸条法。染色阳性反映角结膜上皮细胞没有被正常黏蛋白层覆盖、细胞死亡或变性。

虎红染色评分采用 9 分法:将眼表分为鼻侧睑裂部球结膜、颞侧睑裂部球结膜及角膜 3 个区域,每一区域的染色程度分 0～3 分,评分标准为:0 分:为无染色;1 分:为少量散在点状染色(轻度);2 分:为较多点状染色但未融合成片(中度);3 分:为出现片状染色(重度)。

3) 丽丝胺绿染色:标记失活变性的细胞和缺乏黏蛋白覆盖的角结膜上皮细胞。染色评分与虎红染色相同。

近年来,双重染色逐渐在临床应用,如荧光素钠与丽丝胺绿双重染色纸条染色,可以使临床医生同时了解缺损细胞和变性细胞的改变,更准确的评价眼表的损伤程度。

(2) 眼表上皮细胞组织学检查:主要采用结膜印迹细胞学检查及结膜组织活检。

1) 结膜印迹细胞学检查:通过观察眼表上皮细胞的病理改变,计算结膜杯状细胞密度,可间接评估疾病严重程度。

2) 结膜组织活检:可发现患者结膜杯状细胞密度降低,细胞核质比增大,角膜上皮细胞鳞状化生及结膜化,上皮细胞变性,通常眼表上皮的细胞形态与干眼严重程度成正比。

由于临床上该类检查是一种有创的检查方法,而且会影响其他干眼诊断性试验的结果,因此一般不作为干眼诊断的常规检查。

2. 泪液相关检测

(1) 泪液分泌试验:目前最常用的定量检测泪液分泌的方法是 Schirmer's test,该方法由德国眼科学家 Otto Schirmer 于 1903 年设计,并以他的名字命名。该试验分为 Schirmer Ⅰ 和 Schirmer Ⅱ 试验,又可根据是否应用表面麻醉剂,进一步将 Schirmer Ⅰ 分为表面麻醉性和非表面麻醉性。

临床上通常采用的是非表面麻醉性 Schirmer Ⅰ 试验,主要用于检测反射性泪液分泌情况;而表面麻醉性 Schirmer Ⅰ 试验,用于检测基础泪液分泌情况。Schirmer 试验应在安静和暗光环境下进行。

1）**Schirmer Ⅰ试验**:将试纸置入被测眼下结膜囊中外 1/3 交界处,嘱患者轻轻闭眼,5min 后取出滤纸,测量滤纸条湿长度,按毫米计算;

Schirmer Ⅰ 正常值:非表面麻醉的 Schirmer Ⅰ 试验能较好标准化而被推荐使用,其正常值为>10 mm/5min, ≤5mm/5min 为异常。表面麻醉的 Schirmer Ⅰ 试验的正常值为>5mm/5min。

2）**Schirmer Ⅱ试验**:将试纸置入被测眼下结膜囊中外 1/3 交界处,嘱患者轻轻闭眼,用棉棒刺激鼻黏膜,5 分钟后取出滤纸,测量滤纸条湿长度,按毫米计算,正常值为 10mm/5min。

Schirmer 试验简单易行,但 Goto 等研究认为,该方法重复性差,侵袭性操作可反射性引起泪液分泌量增多,造成假阴性,使轻度干眼患者不易被发现,但是对于水液缺乏型干眼,这种差异的程度比较小。

有研究者认为 1 分钟的 Schirmer Ⅰ 试验与 5 分钟 Schirmer Ⅰ 试验具有高度相关性,更易于临床应用,并提出以 2mm 作为重度干眼、6mm 作为轻中度干眼的异常临界值,但是目前并未被普遍接受。使用表面麻醉进行 Schirmer Ⅱ 试验,可帮助鉴别 Sjögren 综合征患者,表现为鼻黏膜刺激引起的反射性泪液分泌显著减少。

（2）**泪膜检查**:包括泪膜稳定性检测、泪膜脂质层检测、泪膜厚度检测和泪液蒸发测量。

1）**泪膜稳定性检测**:泪膜破裂时间是常用的检测泪膜稳定性方法,分为荧光素染色泪膜破裂时间(fluorescein breakup time,FBUT)和非侵犯性泪膜破裂时间(noninvasive breakup time,NIBUT),一般情况下,正常眼的 NIBUT 长于 FBUT。

FBUT 方法:结膜囊内滴入 2% 荧光素钠溶液 5～10μl,或使用商品化荧光素试纸条(建议临床使用荧光素纸条),被检查者瞬目三次后平视正前方,测量者在裂隙灯活体显微镜的钴蓝光下,用宽裂隙光带观察被检者整个泪膜情况,记录从最后一次瞬目后睁眼至泪膜出现第一个干燥斑的时间,即为泪膜破裂时间。正常值为 10mm/5min,<10 秒为泪膜不稳定。

本法适合于干眼患者的初筛,操作简单,易推广。但是检测结果受年龄、睑裂大小、温度以及湿度等影响,另外,数值的可比性与滴入荧光素用量、滴入荧光素与开始检查的间隔时间、泪道通畅程度以及检查者熟练程度密切相关。

NIBUT 方法:检查时,被检者头部置于裂隙灯检查位置上,将光源聚焦在泪膜上,通过泪膜镜观察孔观察泪膜情况,可见规则的网格线,由最后一次眨眼到泪膜网格线出现第 1 处弯曲的时间为 NIBUT,<25 秒为异常。

2) **泪膜脂质层检测**:可以利用泪膜干涉成像仪、泪膜镜、干眼仪进行检测。

A. **泪膜干涉成像仪检测**:通过观察泪膜干涉图像可测量泪膜脂质层厚度(LLT)。Blackie 等研究发现 LLT≤60nm 患者中,74% 患者干眼症状严重,LLT≥75nm 患者中,72% 无干眼症状。Finis 等发现,患者的 LLT 越薄,患 MGD 的可能性越大,以 LLT≤60nm 为 MGD 诊断标准时,敏感度和特异度分别为 47.9%、90.2%,以 LLT≤75nm 为诊断标准时,敏感度和特异度分别为 72%、62%。

B. **泪膜镜检测**(Keeler tearscope):它由 Jean-Pierre Guillon 发明并由 Keeler 公司改进,是一种非侵入式泪膜检查仪,它通过弥散光照明,在脂质层产生衍射作用,由于脂质厚度不同,所产生衍射作用各异,因而可在泪液表面形成不同的颜色与形态改变,根据其颜色和表面形态来评估泪膜脂质层,并可推测脂质层厚度,同时也可直接测量泪膜破裂时间(NIBUT)。

脂质层形态经典的分级方法分为:缺乏型(Abs)、开放式大理石型(Mo)、闭合式大理石型(Mc)、流水型(F)、无形型(A)、正常彩条型(CFn)、异常彩条型(CFab)7 种,其中稳定性最好的是无形型,稳定性最差的是缺乏型或异常彩条型。

泪膜镜采用的是冷光源,对泪膜基本不产生人为干扰,结果比较可靠,但是应注意避免检查环境温度、湿度、空气流速等对结果的影响。

C. **干眼仪检测**(TearscopePlus):利用干眼仪,可动态观察角膜中央泪膜表面的脂质层形态及厚度,并将干涉图像定量化。

Yokoi 等将干涉图像分为 5 级:

Ⅰ级:灰白色无图像;

Ⅱ级:灰白色、但有轻微条纹改变;

Ⅲ级:出现红色、黄色光谱;

Ⅳ级:出现杂乱的紫色、蓝色光谱;

Ⅴ级:泪膜层消失,角膜上皮暴露,不产生干涉图像。

Ⅰ级和Ⅱ级多见于正常人;Ⅲ级、Ⅳ级和Ⅴ级为泪膜异常。

刘祖国等研究发现,此方法诊断干眼的特异性为 80%,灵敏度为 83%,表明干眼仪在诊断干眼,尤其是脂质层异常引起的干眼有较好的临床辅助诊断价值。

3) **泪膜厚度检测**:常用泪膜厚度检测的方法包括:荧光厚度测量、激光干涉测量、共聚焦显微镜测量、闪烁显像测量等。

泪膜稳定性分析系统(the tear film stability analysis system, TSAS)通过测量 TMS-BUT(topographic modeling system tear breakup time)、TMS-BUA(topographic modeling system the ratio of breakup area)判断泪膜稳定性。Goto 等认为,TSAS 为非侵袭性自然状态下的客观检查方法,重复性好,TMS-BUT 的敏感度和特异度

分别为 97.5%、62.5%，TMS-BUA 的敏感度和特异度分别为 95%、65%。

便携式安装裂隙灯的数字化泪河测量仪（the portable slit-lamp mounted digital meniscometer，PDM）可通过精确测量泪河形态、曲率、高度、横断面积，判断泪液量。OCT 通过测量泪河高度和横断面面积可间接反映泪液量，超清 OCT 甚至可以测量泪膜厚度。

4）泪液蒸发测量：可应用移动湿度测量仪和塑胶汽缸内注入干燥空气，并检测湿度变化，测量一定时间内泪液蒸发量。

（3）**泪液渗透压检测**：目前常用的渗透压测量仪有 OcuSense TearLab osmometer 和 Clifton Osmometer。Tomlinson A 等研究发现，当采用 316mOsm/L 为诊断阈值时，TearLab 渗透压测量仪诊断干眼的敏感度和特异度分别为 73%、90%；Clifton 渗透压测量仪诊断干眼的敏感度和特异度为 73%、71%。然而，泪液渗透压测量仪所测得的泪液渗透压值准确性、重复性尚不理想，仍有待进一步的改进与临床应用研究。

（4）**角膜地形图检查**：Liu 发现干眼患者眼表完整性被破坏时，利用 TSM 角膜地形图可以评估这种改变的程度，在干眼患者的角膜地形图检查中发现，眼表规则指数（SRI）、眼表对称指数（SAI）、平均散光度、不规则地形图较正常人明显升高，随着人工泪液的应用，病人症状改善，这些指标可逐渐恢复。

（5）**泪液生物指标测量**

1）白介素测定：Huang 等分析干眼患者泪液发现，泪液中 IL-1Ra 和 IL-8 含量与干眼临床症状及角膜染色严重程度呈正相关。

2）金属蛋白酶测定：Sambursky 等发现使用基质金属蛋白酶 9（Matrix metalloproteinase-9，MMP-9）免疫试剂盒诊断干眼的敏感度和特异度分别为 85% 和 94%。

五、诊　断

目前国际上尚无统一的 MGD 相关干眼的诊断标准。由于眼干、眼痒、烧灼感、异物感、视力波动和视物模糊等常见症状缺乏特异性，诊断价值有限，因此 MGD 相关干眼的诊断主要以体征为诊断依据，并可参考辅助检查结果。

2011 年国际睑板腺功能障碍工作会议提出，MGD 相关干眼的诊断应分为两步：首先应诊断患者是否患有干眼；其次，明确干眼是否由睑板腺功能障碍引起。

（一）干眼诊断

**MGD 相关干眼的诊断按 2013 年中华医学会眼科分会角膜学组提出干眼诊断标准进行：

诊断标准 1：有干燥感、异物感、烧灼感、疲劳感、不适感、视力波动等主观症状之一和 BUT≤5s 或 Schirmer Ⅰ试验（无表面麻醉）≤5mm/5min 可诊断干眼。

诊断标准 2:有干燥感、异物感、烧灼感、疲劳感、不适感、视力波动等主观症状之一和 5s<BUT≤10s 或 5mm/5min<Schirmer Ⅰ试验结果(无表面麻醉)≤10mm/5min 时,同时有角结膜荧光素染色阳性可诊断干眼。

符合诊断标准 1 或诊断标准 2 的任何一个均可诊断为干眼。

(二) MGD 诊断标准

MGD 的诊断主要依据体征:睑板腺分泌物、睑缘形态及睑板腺缺失,如果患者出现睑缘形态变化和(或)睑板腺分泌物异常,两者具备其一,或二者兼备即可诊断 MGD,而睑板腺缺失是 MGD 的一个重要病情程度诊断的依据,但并非疾病诊断必要条件(详见临床篇第六章)。

六、治　疗

MGD 相关干眼的治疗要兼顾干眼和 MGD 的治疗,以眼局部治疗为主,治疗方法主要包括物理治疗、抗炎治疗和人工泪液使用等。若能明确二者的因果关系,将有助于对因治疗,获得更好疗效。

(一) 局部治疗

1. 物理治疗　物理治疗是本病的基础治疗,主要包括睑缘清洁、热敷和按摩,可联合进行,也可单独实施,联合应用效果更佳。

(1) **睑缘清洁**:使用稀释的婴儿洗发液或沐浴液(无泪配方),或低致敏性香皂或专用睑缘洗剂,清洗睑缘,一般每日 2 次,连续 1 个月,之后改为每日 1 次,连续 1 个月。

(2) **眼睑热敷**:包括湿热敷或干热敷。一般每次持续 5～10 分钟,温度维持在 40℃左右即可。每日 2 次,连续 1 个月,改为每日 1 次,连续 1 个月。热敷注意不要挤压眼球。

目的在于液化并利于睑板腺脂质排出,增厚泪膜脂质层,延长泪膜 BUT,减轻眼表刺激症状。因为夜里睑板腺分泌最旺盛,较少瞬目,因此,潴留的分泌物最多,因此,晨起热敷尤为重要。干热敷可采用远红外的方法,有人采用一种用自然碳纤维制成的眼罩,在人身体温下,可以释放远红外线,热敷眼表,获得较好疗效。

(3) **眼睑按摩**:可以指导病人自行眼睑按摩,方法为:一只手向外侧牵拉外眼角,以固定上下睑,另一只手按腺管走行方向(上睑向下、下睑向上),由鼻侧向颞侧轻轻按压睑板腺。每次 3～5 分钟,每日 2 次,连续 1 个月,改每日 1 次,连续 1 个月。临床上眼睑按摩常与眼睑热敷联合使用,达到开放阻塞的睑板腺体导管,排出睑酯的目的。眼睑热敷后立即进行眼睑按摩有利于变性睑酯的排出。

2. 药物治疗

(1) **人工泪液**:为治疗干眼的基础用药,补充缺少的泪液、润滑眼表面是人工泪液的最主要功能,应用人工泪液还可以冲刷眼表的代谢产物、杂质,稀释泪液中炎性因子、降低促炎分子的浓度,降低泪膜渗透压,促进泪膜脂质层扩散,并可减轻瞬目时睑结膜、睑刷、角结膜上皮间的摩擦损伤。一般认为,黏稠度高、不含防腐剂、含脂质的人工泪液更适于治疗该病。

近年来,富含脂质的人工泪液及喷雾剂、乳化剂等新剂型不断问世。Goto 等实验应用自制的 2% 蓖麻油滴眼液治疗非炎症性 MGD 患者,6 次/天,与安慰剂对照组比较,该组患者的泪液渗透压、虎红染色、睑板腺排出评分均明显改善。还有研究显示,与玻璃酸钠滴眼液或甘油三酯凝胶相比,采用脂质体喷雾剂治疗蒸发过强型干眼,可以减低炎症反应,延长泪膜破裂时间。脂质体喷雾剂含有磷脂囊泡、必需脂肪酸、亚油酸、亚麻酸以及维生素 E,用于治疗蒸发过强型干眼,具有良好的应用前途。

（2）**抗菌药**:虽然目前没有实验证据显示微生物感染是促发 MGD 相关干眼的病理学基础,但是大量的临床试验表明,MGD 的发生确实与细菌等微生物寄生于睑缘部位有关,细菌可以直接和间接地影响眼表和睑板腺功能,所以在治疗的初期应适当地使用抗菌药。

局部抗菌药一般选用在睑缘停留时间较长的眼膏或眼凝胶。常用药物包括红霉素眼膏、夫西地酸眼凝胶、四环素可的松眼膏及妥布霉素地塞米松眼膏等。

用法用量:棉签蘸取药物涂擦至睑缘,每日 1~4 次,持续 2 周;炎症控制后酌情减量,继续治疗数周(如每日 1 次,持续 8 周)。一般轻度睑缘炎治疗疗程应不少于 2 个月,中重度睑缘炎,尤其是继发角结膜病变者,疗程不少于 6 个月。

大环内酯类抗生素既具有直接抗菌作用,同时还具有免疫调节以及抗炎作用。最新的研究显示,阿奇霉素可以有效逆转 MGD,该药物可以直接作用于睑板腺上皮细胞,刺激其分化,提升新产生脂质的质和量,并促进腺体的全浆分泌,可使用 1% 阿奇霉素滴眼液每日 2 次,持续 2 天,后改为每晚 1 次,持续 1 个月,对于 MGD 和后睑缘炎患者的治疗疗效显著。必要时,可联合全身用药。

（3）**抗炎药物**:MGD 相关干眼的非感染性炎症反应与患者症状的严重程度呈正相关。常用的抗炎药物有糖皮质激素、非甾体类抗炎药及免疫抑制剂。主要根据不同的干眼类型和疾病严重程度单独或者联合使用。

1）**糖皮质激素**:通过抑制炎性细胞浸润、炎性因子释放、促进炎性细胞凋亡控制炎症,具有作用强、起效快的特点。总体治疗原则是以局部应用为主,治疗 MGD 相关干眼宜选择中低浓度,如 0.1% 氟米龙或 0.5% 氯替泼诺,应用时间一般不超过 1 个月,待炎症控制后逐渐停药,并改用非甾体类抗炎药维持疗效,若必须长期应用,可间断给药,但应注意糖皮质激素引起的并发症。短期局部应用糖皮质激素,可尽快、有效地控制眼表的中~重度炎症,特别是有角膜浸润和新生血管的患者。

2）**非甾体抗炎药**：主要通过抑制环氧化酶进而抑制前列腺素的释放,作用温和、抗炎效果低于糖皮质激素,但不良反应少。

常用药物有:普拉洛芬、双氯芬酸钠及溴芬酸钠等,非甾体抗炎药的主要不良反应为局部刺激性,其中普拉洛芬滴眼液的不良反应明显少于同类产品,舒适性好,因此适用于轻中度患者,前期研究证明,普拉洛芬滴眼液治疗轻中度 MGD 相关干眼安全有效。

非甾体抗炎药的使用次数一般选择每日 3~4 次点眼,根据睑缘炎及干眼的临床表现及疾病控制情况确定具体治疗疗程,可持续应用 1~3 月。治疗中重度患者,则需要先使用糖皮质激素控制炎症后,再使用非甾体抗炎药维持治疗。

3）**免疫抑制剂**：免疫抑制剂作用机制是特异性抑制 T 细胞介导的免疫反应,抑制眼表细胞凋亡,具有较强的抗炎作用,无眼压升高的不良反应,但缺点是起效慢,需 2~3 周后方能显效,局部点眼刺激性大,长期应用有继发二重感染的可能,因此一般用于重度患者,建议疗程为 3 个月。常用药物有 0.05% 环孢素 A。环孢素 A 作为一种钙调神经磷酸酶抑制,被应用于治疗许多眼部炎症性疾病,如葡萄膜炎、春季角结膜炎、变应性角结膜炎。有研究者报道,应用环孢素 A 治疗 3 个月后,MGD 患者的睑缘充血,睑板腺阻塞,睑缘毛细血管扩张和角膜染色明显改善。目前,有关这方面研究的样本量都比较小,所以还需要对这一领域的进一步研究。

（4）**其他**：茶树油具有抑菌、抗炎、驱螨的功效,擦拭睑缘可有效改善睑板腺功能障碍患者的睑缘炎症、细菌感染及螨虫感染,并可特异性消除睑板腺功能障碍患者眼涩、眼痒的症状。

3. 手术治疗

（1）**泪小管栓塞**：可以减少泪液的排出,是治疗干眼的常用方法。但是在治疗 MGD 相关干眼时应注意,当泪液分泌量没有显著减少或睑缘炎没有很好控制时,尽量不用或暂缓使用泪小管栓,避免发生泪小管炎。

（2）**新型侵入性疗法**：由 Steven L. Maskin 发明的睑板腺导管内探针,可以疏通导管的阻塞。作者认为腺体内的阻塞可能是由于纤维血管膜长入所致,逐渐形成管内新生血管,同时导管上皮角质化和开口处异常瘢痕增生。利用该探针加以适当的压力,可以轻松穿破新生血管膜,重新打开从开口到深部小管的通道,使得患者的症状及体征明显改善。

（二）全身药物治疗

1. 抗菌药治疗　对于病情严重、伴有酒渣鼻或继发角结膜病变的患者,可在治疗早期联合全身用药。多西环素、阿奇霉素、四环素或米诺环素等均可口服治疗。

（1）**多西环素**：初始剂量为 100mg,每日 2 次,持续 3~4 周;后减为 100mg

每日 1 次,持续数月。

（2）**阿奇霉素**:500mg 每日 1 次,持续 3 天为 1 疗程,共 3 个疗程,疗程间隔 1 周。据报道这对于后睑缘炎患者的治疗疗效显著。

（3）**四环素**:初始剂量为 250mg,每日 4 次,持续 3~4 周;后减为 250mg,每日 2 次至每日 1 次。治疗疗程的长短取决于疾病的严重程度。有证据表明四环素可以降低表皮葡萄球菌和金黄色葡萄球菌的脂肪酶产物。需要注意的是,禁用四环素治疗儿童睑缘炎。

由于四环素必须空腹服用并且频繁给药,所以目前米诺环素和多西环素的口服次数增加,剂量分别为 100mg 和 50mg,每隔 12 小时一次,应用 3~4 周,然后根据临床反应,逐渐减量到 40~100mg/天。治疗的疗效需要 3~4 周,所以治疗周期需持久。对于儿童睑缘炎或不能耐受四环素治疗的患者可以选用红霉素、克拉霉素。

（4）**米诺环素**:初始剂量为 50mg 每日 1 次,持续 2 周;后改为 100mg 每日 1 次,持续 10 周。

（5）**甲硝唑**:治疗伴发酒渣鼻的睑缘炎或蠕形螨性睑缘炎患者有效。每次 200mg,每日 3 次,连续 2 周,之后改为每次 200mg,每日 2 次,连续 2 周。

2. 其他药物治疗

（1）**雄激素**:近年有报道尝试局部雄激素治疗 MGD,可使得患者的泪膜脂质层有所恢复、泪膜破裂时间明显改善。其作用的可能机制为下调免疫活性,对上皮细胞促进某些特殊基因的表达,促进蛋白质的合成,对放大某些分泌过程,其具体作用机制尚不确定,有待更深入的研究。

（2）**维生素**:补充维生素 B_2、B_6 和复合维生素 B 等有助于治疗脂溢性皮炎。

（3）**不饱和脂肪酸**:进食富含 ω-3 脂肪酸食物,可改善 MGD 的症状和体征,具体机制尚不清楚。有研究发现,每天补充摄入 2000mg ω-3 脂肪酸,一天 3 次,持续补充 1 年,可改善症状,提高泪膜稳定性,促进睑板腺分泌。而另一项研究发现,虽然补充鱼肝油对睑酯成分或者水液蒸发的速率无明显效果,但是可提高泪液产生量。

（王智崇　桑璇　王晓然）

参 考 文 献

1. Nelson JD,Shimazaki J,Benitez-Del-Castillo JM,et al. The International Workshop on Meibomian Gland Dysfunction:Report of the Definition and Classification Subcommittee. Investigative. Ophthalmology & Visual Science. 2011,52(4):1930-1937.

2. Stern ME,Gao J,Siemasko KF,et al. The role of the lacrimal functional unit in the pathophysiology of dry eye. Exp Eye Res. 2004,78(3):409-416.

3. Yoon KC,Jeong IY,Park YG,et al. Interleukin-6 and tumor necrosis factor-alpha levels in tears

of patients with dry eye syndrome. Cornea. 2007,26(4):431-437.

4. Huang JF, Zhang Y, Rittenhouse KD, et al. Evaluations of tear protein markers in dry eye disease:repeatability of measurement and correlation with disease. Invest Ophthalmol Vis Sci. 2012,53(8):4556-4564.

5. Green-Church KB, Butovich I, Willcox M, et al. The international workshop on meibomian gland dysfunction:report of the subcommittee on tear film lipids and lipid-protein interactions in health and disease. Invest Ophthalmol Vis Sci. 2011,52(4):1979-1993.

6. Aragona P, Aguennouz M, Rania L, et al. Matrix metalloproteinase 9 and transglutaminase 2 expression at the ocular surface in patients with different forms of dry eye disease. Ophthalmology. 2015,122(1):62-71.

7. Versura P, Bavelloni A, Grillini M, et al. Diagnostic performance of a tear protein panel in early dry eye. Mol Vis. 2013,19:1247-1257.

8. Huang JF, Zhang Y, Rittenhouse KD, et al. Evaluations of tear protein markers in dry eye disease:repeatability of measurement and correlation with disease. Invest Ophthalmol Vis Sci. 2012,53(8):4556-4564.

9. Knop N, Korb DR, Blackie CA, et al. The lid wiper contains goblet cells and goblet cell crypts for ocular surface lubrication during the blink. Cornea. 2012,31(6):668-679.

10. Korb DR, Greiner JV, Herman JP, et al. Lid-wiper epitheliopathy and dry-eye symptoms in contact lens wearers. CLAO J. 2002,28(4):211-216.

11. Knop E, Knop N, Zhivov A, et al. The lid wiper and muco-cutaneous junction anatomy of the human eyelid margins:an in vivo confocal and histological study. Journal of Anatomy. 2011,218 (4):449-461.

12. Shiraishi A, Yamaguchi M, Ohashi Y. Prevalence of Upper-and Lower-Lid-Wiper Epitheliopathy in Contact Lens Wearers and Non-wearers. Eye & Contact Lens:Science & Clinical Practice. 2014,40(4):220-224.

13. Yamaguchi M, Kutsuna M, Uno T, et al. Marx line:fluorescein staining line on the inner lid as indicator of meibomian gland function. Am J Ophthalmol. 2006,141(4):669-675.

14. Hykin PG, Bron AJ. Age-related morphological changes in lid margin and meibomian gland anatomy. Cornea. 1992,11(4):334-342.

15. Korb DR, Blackie CA. Meibomian gland diagnostic expressibility:correlation with dry eye symptoms and gland location. Cornea. 2008,27(10):1142-1147.

16. Arita R, Itoh K, Inoue K, et al. Noncontact infrared meibography to document age-related changes of the meibomian glands in a normal population. Ophthalmology. 2008, 115 (5): 911-915.

17. Schiffman RM, Christianson MD, Jacobsen G, et al. Reliability and validity of the Ocular Surface Disease Index. Arch Ophthalmol. 2000,118(5):615-621.

18. Rajagopalan K, Abetz L, Mertzanis P, et al. Comparing the discriminative validity of two generic and one disease-specific health-related quality of life measures in a sample of patients with dry eye. Value Health. 2005,8(2):168-174.

19. Mangione CM, Lee PP, Pitts J, et al. Psychometric properties of the National Eye Institute Visual Function Questionnaire (NEI-VFQ). NEI-VFQ Field Test Investigators. Arch Ophthalmol. 1998,116(11):1496-1504.

20. Begley CG, Caffery B, Chalmers R L, et al. Use of the dry eye questionnaire to measure symptoms of ocular irritation in patients with aqueous tear deficient dry eye. Cornea. 2002,21 (7):664-670.

21. Goto T, Zheng X, Klyce SD, et al. A new method for tear film stability analysis using videokeratography. Am J Ophthalmol. 2003,135(5):607-612.

22. Bawazeer AM, Hodge WG. One-minute schirmer test with anesthesia. Cornea. 2003, 22 (4): 285-287.

23. 沈晓璐,刘焰. 睑板腺功能障碍性干眼的临床检查. 眼科新进展,2008,28(2):157-159.

24. Blackie CA, Solomon JD, Scaffidi RC, et al. The relationship between dry eye symptoms and lipid layer thickness. Cornea. 2009,28(7):789-794.

25. Finis D, Pischel N, Schrader S, et al. Evaluation of lipid layer thickness measurement of the tear film as a diagnostic tool for Meibomian gland dysfunction. Cornea. 2013,32(12):1549-1553.

26. Craig JP, Tomlinson A. Importance of the lipid layer in human tear film stability and evaporation. Optom Vis Sci. 1997,74(1):8-13.

27. 师蓉,朱豫. 睑板腺功能障碍临床检查进展. 中国实用眼科杂志,32(4):408-411.

28. Yokoi N, Takehisa Y, Kinoshita S. Correlation of tear lipid layer interference patterns with the diagnosis and severity of dry eye. Am J Ophthalmol. 1996,122(6):818-824.

29. 刘祖国,罗丽辉,程冰,等. 干眼仪在干眼诊断中的价值初步评价. 中国实用眼科杂志. 2003,21(05):358-361.

30. Goto T, Zheng X, Klyce SD, et al. A new method for tear film stability analysis using videokeratography. Am J Ophthalmol. 2003,135(5):607-612.

31. Bandlitz S, Purslow C, Murphy PJ, et al. A new portable digital meniscometer. Optom Vis Sci. 2014,91(1):e1-e8.

32. Tung CI, Perin AF, Gumus K, et al. Tear meniscus dimensions in tear dysfunction and their correlation with clinical parameters. Am J Ophthalmol. 2014,157(2):301-310.

33. Werkmeister RM, Alex A, Kaya S, et al. Measurement of tear film thickness using ultrahigh-resolution optical coherence tomography. Invest Ophthalmol Vis Sci. 2013,54(8):5578-5583.

34. Tomlinson A, Mccann LC, Pearce EI. Comparison of human tear film osmolarity measured by electrical impedance and freezing point depression techniques. Cornea. 2010, 29 (9): 1036-1041.

35. Huang JF, Zhang Y, Rittenhouse KD, et al. Evaluations of tear protein markers in dry eye disease: repeatability of measurement and correlation with disease. Invest Ophthalmol Vis Sci. 2012,53(8):4556-4564.

36. Sambursky R, Davitt W R, Latkany R, et al. Sensitivity and specificity of a point-of-care matrix metalloproteinase 9 immunoassay for diagnosing inflammation related to dry eye. JAMA Ophthalmol. 2013,131(1):24-28.

37. Nichols K K, Foulks G N, Bron A J, et al. The international workshop on meibomian gland dysfunction:executive summary. Invest Ophthalmol Vis Sci. 2011,52(4):1922-1929.

38. 中华医学会眼科学分会角膜病学组. 干眼临床诊疗专家共识(2013 年). 中华眼科杂志, 2013,49(1):73-75.

39. Ishida R, Matsumoto Y, Onguchi T, et al. Tear film with "Orgahexa EyeMasks" in patients with meibomian gland dysfunction. Optom Vis Sci. 2008,85(8):684-691.

40. Goto E, Shimazaki J, Monden Y, et al. Low-concentration homogenized castor oil eye drops for noninflamed obstructive meibomian gland dysfunction. Ophthalmology. 2002, 109 (11): 2030-2035.

41. Khaireddin R, Schmidt KG. Comparative investigation of treatments for evaporative dry eye. Klin Monbl Augenheilkd. 2010,227(2):128-134.

42. Dausch D, Lee S, Dausch S, et al. Comparative study of treatment of the dry eye syndrome due to disturbances of the tear film lipid layer with lipid-containing tear substitutes. Klin Monbl Augenheilkd. 2006,223(12):974-983.

43. Liu Y, Kam WR, Ding J, et al. Effect of azithromycin on lipid accumulation in immortalized human meibomian gland epithelial cells. JAMA Ophthalmol. 2014,132(2):226-228.

44. Perry HD, Doshi-Carnevale S, Donnenfeld ED, et al. Efficacy of commercially available topical cyclosporine A 0.05% in the treatment of meibomian gland dysfunction. Cornea. 2006,25(2): 171-175.

45. Worda C, Nepp J, Huber JC, et al. Treatment of keratoconjunctivitis sicca with topical androgen. Maturitas. 2001,37(3):209-212.

46. Macsai MS. The role of omega-3 dietary supplementation in blepharitis and meibomian gland dysfunction (an AOS thesis). Trans Am Ophthalmol Soc. 2008,106:336-356.

47. Maskin SL. Intraductal meibomian gland probing relieves symptoms of obstructive meibomian gland dysfunction. Cornea. 2010,29(10):1145-1152.

附录

附录一　眼表干涉仪与睑板腺热脉动治疗仪

一、眼表干涉仪

LipiView 眼表干涉仪（LipiView ocular surface interferometer, OSI, 简称 LipiView 干涉仪），是近年来发展起来的一种用于临床检测和评价泪膜脂质层厚度（lipid layer thickness, LLT）的新型仪器，它运用独特薄膜干涉技术，进行精确的眼表成像，属于非侵入性检查仪器（附图 1-1）。

2009 年，Korb 和 Blackie 等首次详细描述了该仪器的特点。泪膜脂质层具有表面张力，它对于眼表的健康、泪膜的稳定至关重要。在疾病状态下，脂质层发生改变，可导致泪膜稳定性下降，水液层蒸发加快，因此，脂质层缺乏是蒸发过强型干眼的主要病因。

在以往的干眼临床检查和治疗评价中，脂质层厚度并没有被作为一项常规指标或参数，主要原因是缺乏适用于临床应用、结果客观可靠的检测仪器。LipiView 干涉仪可对泪膜脂质层进行直观检测及数据采集，并利用计算机软件定量测定泪膜脂质层的厚度，有望成为临床客观检测与评价泪膜脂质层变化的有效方法。

（一）基本原理与结构

LipiView 干涉仪采用白光干涉原理，通过镜面反射方法，直接对泪膜进行干涉光颜色的评估，从而间接测量出脂质层的厚度。

仪器的主要部件包括：白色的 LED 光源、自动对焦的高分辨率相机以及带有色彩监视器的观察系统。当患者的眼睛位于光源前面，光源对准下方角膜表面的泪膜，其发出的光线透过泪膜，再通过镜面反射回摄像头内，摄像镜头捕获反射光形成的干涉图样，称为"干涉图"。眨眼时，分布于角膜表面的泪膜干涉图会发生变化，计算机系统能捕获，并实时记录此过程中的视频图像，然后通过软件系统，对干涉图像进行增强，形成一个与干涉光颜色相对应的数据文件，并将该干涉光颜色与已知的泪膜脂质层厚度的颜色标准进行对比,得出被测者泪膜脂质层厚度值。

LipiView 干涉仪能够定量检测泪膜脂质层的绝对厚度值,颜色评估的测量单位为**干涉颜色单位**(ICU),1 个单位的 ICU 等于 1 纳米(nm)。干涉测量的 ICU 范围为 0~240,精确度为 1ICU。脂质层厚度(lipid layer thick,LLT)故可检测的最小变化值为 15nm,测量值以 15nm 递增。

泪膜相对较薄时,LLT 值≤60nm,如果泪膜相对较厚,则 LLT 值≥75nm。根据泪膜干涉图的主要颜色,测定脂质层厚度的判定标准见附表 1-1。

附表 1-1　根据干涉图中主要颜色测定脂质层厚度的判定标准

主要颜色	脂质层厚度(nm)	彩色标准
白	30	N 9/0
灰(白)	45	N 8.5/0
灰	60	N 8/0
灰(黄)	75	10 YR 9/2
黄	90	10 YR 9/4
黄(棕)	105	7.5 YR 8/6
棕(黄)	120	7.5 YR 7/10
棕	135	2.5 YR 6/10
棕(蓝)	150	7.5 PB 8/2
蓝(棕)	165	2.5 PB 7/4
蓝	180	2.5 PB 7/4

经研究证实,对于脂质层厚度≤60nm 的患者,诊断睑板腺功能障碍的特异性达 90%。然而,医生还需要结合其他临床检测结果,如睑板腺的缺失状态和泪液分泌功能来综合判断,明确诊断。

(二) 仪器操作程序

1. **开机启动**　①开机自检;②设备准备就绪;③用户登录。

2. **数据输入**　①病历屏幕;②查找病历;③新增病历;④选择对患者进行的操作;⑤编辑患者信息。

3. **视频图像采集与记录**　①捕捉视频;②预览捕捉的图像;③重录视频。

4. **视频浏览与分析**　①捕捉新视频后的查看图像屏幕;②选择病历后的查看图像屏幕;③查看图像和分析数据。

5. **保存打印结果**,并注销。

(三)检查方法

在完成常规裂隙灯检查和询问病史后,进行该项检测。

患者坐于仪器前,下颌置于托架上,头贴额托,眼尾与刻度线平齐,固视视线上方3°~5°处的一个目标,正常瞬目,勿揉眼或按压面部,以免刺激睑板腺分泌而影响检测结果。

调整焦点,以泪膜图像清晰为准。该仪器于瞳孔缘下方和下泪河上方1mm处的角膜表面获取泪膜图像,图像高2.5mm、宽5mm(附图1-2),所有干涉图,用放大16倍的监视器进行观察和评估LLT。

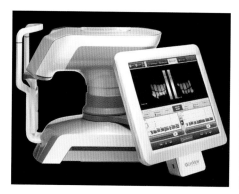

附图1-1 LipiView干涉仪外观

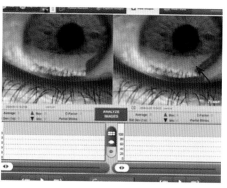

附图1-2 LipiView干涉仪角膜表面获取泪膜图像(箭头所示)

检测一只眼的整个过程为30~60秒,需要观察5次或5次以上的瞬目(因每次眨眼,脂质层是流动和变化的,如此则能观察到典型的脂质层厚度,而不是一次或一个瞬间的静态图像),以保证监视器上观察到的干涉图形相一致。

动态的数个影像不仅可以呈现眼表油脂的分布状态,还能够自动检测到瞬目的状态,记录不完全瞬目或正常瞬目习惯的数据,以便于医师做评估。两次瞬目之间脂质层会变薄,如果患者固视时间超过10秒,应嘱其再次瞬目。如果所有的瞬目不完整(部分、局部),上眼睑缘没有扫到下方角膜,或未接触下睑泪河,会导致脂质层和泪膜没有恢复到正常形态,造成建立图像和检测LLT困难,此时应嘱患者做完整瞬目。

(四)检查中的注意事项

1. 检查室条件要求 温度保持25℃,相对湿度35%~50%。

2. 使用LipiView干涉仪时要注意以下因素:

(1)眼部滴眼液的影响:患者应在检测前至少12小时内勿点油性滴眼液、24小时内勿点眼药膏,如果滴入了其他滴眼液,应至少等待4小时后再使用该设备进行检查。

（2）软性或硬性角膜接触镜的配戴：患者应该至少提前4小时摘取出角膜接触镜。

（3）检测前12小时内勿游泳，或眼部四周勿使用油性化妆品。

（4）勿用力揉擦眼睛，以及避免任何影响泪膜稳定性的眼表异常，如疾病、营养失调、创伤、瘢痕、手术等。

（五）适应证

LipiView 干涉仪主要适用于：

1. 成年睑板腺功能障碍（MGD）和干眼患者的脂质层厚度检测。

2. 记录脂质分布情况及瞬目习惯。

3. 人群中进行泪膜及脂质层的流行病学调查，以及相关临床研究。

4. 用于 MGD 以及相关干眼的治疗效果观察和随访。

（六）禁忌证

LipiView 干涉仪临床使用上尚未发现任何明确的绝对禁忌证。但是有以下情况的患者不适合做该项检查：

1. 眼部炎症。

2. 外伤。

3. 角膜瘢痕、角膜上皮不完整。

4. 3个月内做过眼部手术的患者。

（七）仪器需要改进之处

LipiView 干涉仪尚存在一些设计上的不足，需要进一步的改进，如：

1. 捕获的泪膜及脂质层影像仅限于下周边角膜区，未能包括整个睑裂区。

2. 捕获影像依赖于瞬目，不能完全反映脂质层的特征。因此，在临床解释检查结果时，应该考虑这些不足所带来的影响。

二、睑板腺热脉动治疗仪

LipiFlow 睑板腺热脉动治疗仪（LipiFlow thermal pulsation system，LTPS）是一种电动热脉冲设备，用来治疗睑板腺功能障碍。目前，它是唯一获得美国和欧洲认证，治疗睑板腺功能障碍的专业仪器。2009年，Korb 和 Blackie 等首次详细地描述了该仪器的功能。

2011年5月，该仪器获美国食品药品管理局正式批准用于临床，主要适用于有睑板腺导管囊样扩张的成人患者，包括睑板腺功能障碍和蒸发过强型干眼。近年来，国外的临床实践表明，该仪器治疗睑板腺功能障碍安全有效。通常经过一次12分钟的治疗后，睑板腺功能障碍的体征和症状均可明显改善。据报道，一次治疗的疗效可维持8个月至1年，但是实际维持疗效时间，仍待临床进一步验证。

（一）结构与工作原理

1. 结构 LipiFlow 睑板腺热脉动治疗仪主要由两部分组成。

（1）主机部分：包括触摸显示屏、电脑的子系统和治疗软件（附图 1-3）。

（2）一次性使用的激活头（activator）：即治疗头（附图 1-4），由生物相容性聚碳酸酯和硅树脂材料制成，使用时将其嵌入患者的眼睑前后面，是睑板腺治疗的主要装置。治疗头分为前后两部分，前部是气压充气式按摩眼杯（eye cup），带有气囊，通过特殊程序进行控制；后部是睑板腺热敷器（lid warmer），具有加热功能，作用于眼睑结膜表面。

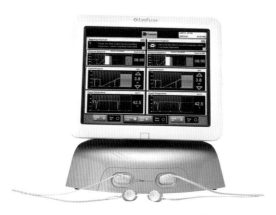

附图 1-3 **LipiFlow** 睑板腺热脉动治疗仪的主机

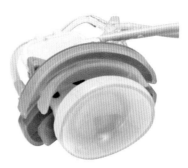

附图 1-4 **LipiFlow** 睑板腺热脉动治疗仪的治疗头

2. 工作原理 LipiFlow 系统通过对眼睑结膜表面提供可控性的热能，对睑板腺进行热敷，使睑酯黏滞度下降，在眼睑皮肤面施加脉动性压力按摩，即可促使囊样扩张的睑板腺潴留脂质顺利排出。

特殊设计的治疗头与硬性角膜接触镜类似，呈拱形，放置在上下结膜囊内，并不接触角膜，而且治疗头的球结膜和角膜接触面，能隔绝热量并很好地保护眼球，整个治疗过程中，角膜几乎不受热能的影响。工作时，治疗头与睑结膜接触面被调控成恒温 42.5℃（此温度既能融化睑板腺的内容物，又不引起结膜烫伤）。在治疗头对睑结膜面热敷的同时，脉动系统在眼睑皮肤面进行脉压式按摩，促使融化后的油脂从睑板腺开口处排出，工作原理示意图见附图 1-5。

（二）操作和治疗步骤

1. 向患者讲明该治疗过程中的注意事项和可能出现的不适或不良反应，患者签署知情同意书。

2. 患者躺在治疗床或躺椅上，先使用眼部表面麻醉剂，1~2 次点眼。

3. 检查和设置主机。开机并初始化主机，登录、输入患者信息，运行主机自

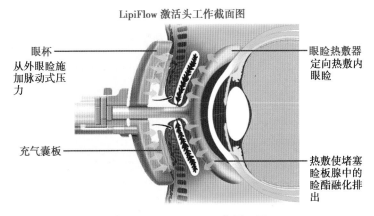

附图 1-5 **LipiFlow** 工作原理图

测;检查治疗头包装上的有效日期,连接
至主机和自测治疗头;设定温度和时间等
参数。

4. 患者注视正上方,检查者一手分开
患者眼睑,一手持一次性使用的治疗头,
像放置较大的巩膜镜或检查视网膜的 90D
一样将治疗头正确放置于眼睑的内外侧
(附图 1-6),嘱患者闭眼。注意不要擦伤
角膜和球结膜,不要对角膜加压。

5. 进行睑板腺热敷按摩治疗。在 12
分钟全程治疗的过程中,眼睑会感觉到热
度以及压力,医护人员应严密监控作用于
内眼睑的温度(42.5℃恒温)和作用于外

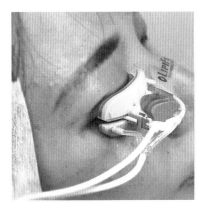

附图 1-6 安装 **LipiFlow** 治疗
头后,患者在治疗中

眼睑的脉动式压力,以确保整个治疗过程的安全。

6. 治疗结束后,将激活头取出,行裂隙灯检查,点抗菌药眼液或眼膏。如有
不适,对症处理。

另一眼治疗步骤同上。双眼治疗结束后,查看并打印报告,完成病历,退出
程序。

(三)适应证

热脉动治疗仪主要用于:

1. 治疗睑板腺导管囊样扩张的成年患者(≥18 岁),包括睑板腺功能障碍
(MGD)、蒸发过强型或脂质缺乏型干眼患者。

2. 患者有进行 MGD 治疗的要求,而且满足以下条件:SPEED 干眼问卷≥8

分、脂质层厚度≤60nm 以及可分泌的睑板腺条数≤4 个。

（四）禁忌证

1. 近 3 个月内有眼部手术史或外伤史,曾患有角膜、结膜或眼睑的疱疹。

2. 眼部有急性病毒、细菌、分枝杆菌、原虫或真菌感染,或眼部急性炎症或有慢性病史。

3. 眼睑有痉挛、内翻、外翻、肿瘤、水肿、闭合不全、严重倒睫或上睑下垂等异常。

4. 角膜上皮缺损、荧光素染色 3 级以上,或上皮基底膜角膜营养不良等。

（五）不良反应及可能的风险

1. **不良反应**　包括眼睑疼痛、眼部烧灼感、结膜充血、角膜点染、眼部感染、局部组织不良反应。

2. **可能的风险**　包括电震和电磁对眼组织的影响、热损伤、机械损伤以及由于仪器故障所导致的眼组织损伤。

（六）治疗前后注意事项

1. 治疗当日勿使用眼霜等眼部化妆品。

2. 治疗前 24 小时内停戴角膜接触镜。

3. 植入过泪道塞的患者,在治疗过程中泪道塞可能会松动,治疗前应该先评估再进行治疗。

4. 治疗后出现眼睛微红和湿润感,一般 4 小时后会得到改善。

5. 治疗后 3 ~ 7 天,有些人会感到眼睛较干涩,因为治疗过程中将睑板腺堵塞的油脂排除,睑板腺需要时间重新分泌健康睑酯。

6. 激活头的大小可能不适合睑裂小或结膜囊浅的患者。

（李海丽）

参 考 文 献

1. Blackie CA, Solomon JD, Scaffidi RC, et al. The relationship between dry eye symptoms and lipid layer thickness. Cornea. 2009, 28: 789-794.

2. Robert C. Scaffidi, and Donald R. Korb. Comparison of the efficacy of two lipid emulsion eyedrops in increasing tear film lipid layer thickness. Eye & Contact Lens. 2007, 33(1): 38-44.

3. Eom Y, Lee J, Kang SY, et al. Correlation between quantitative measurements of tear film lipid layer thickness and meibomian gland loss in patients with obstructive meibomian gland dysfunction and normal controls. Am J Ophthalmol. 2013, 155: 1104-1110.

4. Finis D, Pischel N, Schrader S, et al. Evaluation of lipid layer thickness measurement of the tear film as a diagnostic tool for meibomian gland dysfunction. Cornea. 2013, 32: 1549-1553.

5. Dornald RK, Robert CS, Jack VG, et al. The effect of two novel lubricant eye drops on tear film lipid layer thickness in subjects with dry eye symptoms. Optometry and Vision Science. 2005, 82

（7）:594-601.

6. Korb DR, Blackie CA. Restoration of meibomian gland functionality with novel thermodynamic treatment device—a case report. Cornea. 2010,29:930-933.

7. Lane SS, DuBiner HB, Epstein RJ, et al. A new system, the lipiFlow, for the treatment of meibomian gland dysfunction. Cornea. 2012,31:396-404.

8. Jack V, Greiner DO. A Single LipiFlow® Thermal Pulsation System treatment improves meibomian gland function and reduces dry eye symptoms for 9 months. Current Eye Research. 2012,37(4): 272-278.

9. Korb DR, Blackie CA. Case report: a Successful lipiFlow treatment of a single case of meibomian gland dysfunction and dropout. Eye & Contact Lens. 2013,39:1-3.

10. Qiao J, Yan X. Emerging treatment options for meibomian gland dysfunction. Clinical Ophthalmology. 2013,7:1797-1803.

11. Finis D, Hayajneh J, König C, et al. Evaluation of an automated thermodynamic treatment (lipiFlow) system for meibomian gland dysfunction: a prospective, randomized, observer-masked trial. The Ocular Surface. 2014,12(2):146-154.

12. Greiner JV. Long-term (12-month) improvement in meibomian gland function and reduced dry eye symptoms with a single thermal pulsation treatment. Clinical and Experimental Ophthalmology. 2013, 41:524-530.

13. Department of Health and Human Services Food and Drug Administration, Medical Devices, Ophthalmic Devices. Classification of the eyelid thermal pulsation system, Federal Register. 2011,76(161):51876-51878.

附录二　Oculus Keratograph 5M 眼表综合分析仪

Oculus Keratograph 5M 眼表综合分析仪(Oculus Optikgeräte GmbH, Wetzlar, Germany)是基于 Placido 环原理和穿透摄像技术设计,用来评估眼表状态的多功能临床检测仪器。该仪器装配了集成广角摄像头的高分辨率彩色摄像机,同时配有白光、红外光和钴蓝光三种照明光源。在依托多种计算机智能软件分析系统的条件下,该仪器不仅能够提供角膜地形图、角膜曲率等角膜形态相关特征数据,还可定量测定多种与干眼诊断相关的指标,如非侵袭性泪膜破裂时间,泪河高度,眼表充血评分分级,泪膜脂质层及荧光素染色观察分析。同时可通过红外光源拍摄睑板腺,计算睑板腺缺失面积等,为临床干眼诊断和指导治疗提供了一种新的检测方法。其主要功能包括:

一、泪膜稳定性检测

泪膜稳定性检测是干眼诊断的重要指标,临床上常用泪膜破裂时间来衡量泪膜的质量及稳定程度。Keratograph 5M 采用白光和红外光光源两种照明方式,通过高分辨率彩色摄像机,精确记录泪膜变化的微小细节。TF-Scan 泪膜分析程序,非接触、全自动测量非侵入式泪膜破裂时间(noninvasive keratograph break-up time, NIKBUT)。

操作过程:患者第 2 次瞬目后设备每隔 1.5 秒自动记录首次泪膜破裂时间和泪膜破裂位置,并以不同颜色绘制泪膜破裂分布图(附图 2-1)。根据公式计算得到平均泪膜破裂时间,综合所记录数据绘制出泪膜破裂曲线。Jiaxu H 等报道 NIKBUT 组内和组间测量结果的重复性和一致性均较好,进一步应用 NIKBUT 诊断干眼症,其诊断效率敏感性和特异性分别为 84.1% 和 75.6%。

第一次泪膜破裂时间、平均泪膜破裂时间和干眼分级,三个参数综合分析泪膜稳定性。分级依据:

0 级:正常,第一次泪膜破裂时间≥10 秒,平均泪膜破裂时间≥14 秒;

1 级:临界,第一次泪膜破裂时间 6~9 秒,平均泪膜破裂时间 7~13 秒;

2 级:干眼,第一次泪膜破裂时间≤5 秒,平均泪膜破裂时间≤7 秒。

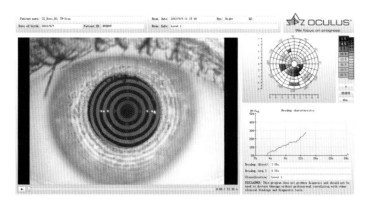

附图 2-1　TF-Scan 泪膜分析程序测量泪膜稳定性示意图
泪膜破裂分布图是把泪膜采集区分成 168 个方格型区域,并用不同色阶表示泪膜破裂的时间和位置,鼠标点击任意彩色部位即可显示该区域的泪膜破裂时间

二、泪河高度测定

Keratograph 5M 采用穿透摄像技术在白光光源下拍摄下睑泪河图像,设备软件自带标尺功能,可进行非侵入式泪河高度测量,同时评估泪河的连续状态和泪液分泌量,操作简便易行,结果重复性好(附图 2-2)。

泪河高度(Tear meniscus height,TMH)是判断泪液分泌量的重要指标,TMH临界值为 0.2mm。TMH≥0.2mm 即泪液分泌正常;TMH<0.2mm 即泪液分泌不正常,可考虑泪液缺乏型干眼症。

泪河高度还可采用红外光采集数据,红外光采集对测量结果影响小且几乎

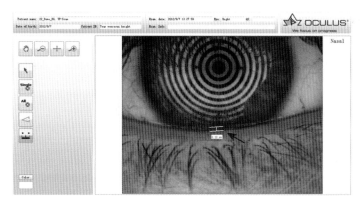

附图 2-2　泪河高度测量结果示意图。红色箭头所示泪河高度测量值为 0.3mm

无刺激性泪液分泌情况发生,2秒内完成采集,不影响 NIKBUT 测量结果。因此测量顺序上,泪河高度在前,NIKBUT 在后。

三、泪膜脂质层测定

Keratograph 5M 通过视频录制功能实时动态记录泪膜脂质层的彩色干涉图像和结构变化特征。通过泪膜脂质层的颜色和结构改变评估脂质层的厚度和稳定性。如果泪膜脂质层厚度过薄或脂质层消失,会导致泪液蒸发率增加、泪膜稳定性下降。视频录制功能还可以持续观察泪膜的扩散情况和泪膜的黏滞度。

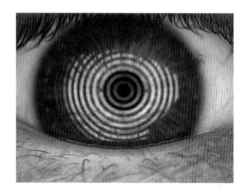

附图 2-3　正常脂质层

基于干涉光原理测量泪液的脂质层特征,结合睑板腺腺体缺失情况可以综合诊断 MGD。泪膜脂质层的彩色干涉图像所示,正常脂质层、厚脂质层和薄脂质层(附图 2-3 ~ 附图 2-5)。

正常脂质层:色彩丰富呈五颜六色状,涂布均匀。厚脂质层:色彩较正常脂质层更加艳丽,睑裂间脂质层涂布面积多且均匀。薄脂质层:只见泪液流动,未见色彩,涂布不均匀,偶伴有颗粒状物质流动。

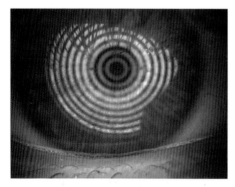

附图 2-4　厚脂质层

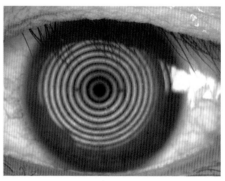

附图 2-5　薄脂质层

四、睑板腺照相与分析

（一）睑板腺照相

Keratograph 5M 的 Meibo-Scan 睑板腺照相程序,采用红外光源观察睑板腺组织结构特征的改变,进而评估 MGD 与干眼的相关性。Keratograph 5M 比以前其他型号机器距离被观察眼更远,可达 100mm,这使得翻开眼睑的操作更加方便。计算机内置的 Imaging 图像采集处理程序,能够采集并观察睑缘、腺体开口特征和腺体分泌情况,结合睑板腺缺失评分,可综合分析诊断 MGD。Wu 等应用 Keratograph 5M 分析了 MGD 与视屏终端综合征导致的重度干眼的相关性,发现 MGD 与干眼有明确相关性。

睑板腺评分结果,结合睑缘、腺体开口特征和腺体分泌情况可以综合诊断 MGD。睑板腺评分标准:

0 分:未见腺体萎缩(附图 2-6);

1 分:腺体萎缩占整体的 1/3(附图 2-7);

2 分:腺体萎缩占整体的 1/3 到 2/3(附图 2-8);

3 分:腺体萎缩占整体的 2/3 以上(附图 2-9);

上下睑睑板腺均需分析,最高分数为 6 分。

（二）睑缘及睑板腺开口观察

观察睑缘特征,如睑缘形态不规则、扭曲,睑缘增厚,新生血管,黏膜消失,过度角化等。观察腺体开口变化,如腺口凸出,腺口脂栓,腺体开口消失等。

由于翻转睑板腺会使泪液脂质层产生刺激性分泌,因此应先进行脂质层观察,然后再进行睑板腺拍照。

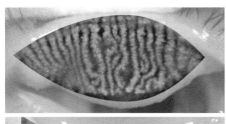
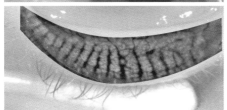
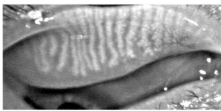
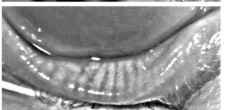

附图 2-6　正常睑板腺　　　　　附图 2-7　轻度萎缩睑板腺

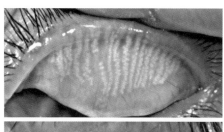
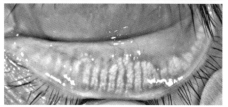
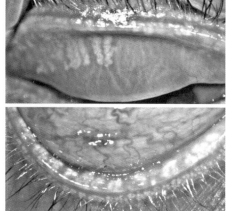

附图 2-8　中度萎缩睑板腺　　　　　　附图 2-9　重度萎缩睑板腺

五、结膜充血程度及角膜荧光素染色程度分析

（一）结膜充血程度分析

结膜充血是眼表炎症的最显著的体征。该仪器的 R-Scan 眼表充血评分程序，通过对球结膜及角结膜缘拍摄，可自动对结膜充血程度进行评分并分级，便于临床用药指导和治疗随访。

自动评分系统是基于所分析区域内血管的面积与总面积的百分比率计算所得。例如，如果血管面积与总余面积比率为 10%，则记为 1 分。设备设置最大比率为 40%，故 R-Scan 眼表充血评分在 0~4 分之间。R-Scan 程序不依赖检查者的主观经验，是一种客观定量检查程序。徐建江等对比了 R-Scan 眼表充血评分结果和其他三种眼表充血图形评分方法，发现 R-Scan 眼表充血评分测量结果重复性最好。

仪器对外眼进行拍照后，软件自动根据标准图片给出充血评分，无需人工与标准图片进行对照（附图 2-10）。R-Scan 系统可分析鼻、颞侧球结膜和鼻、颞侧角结膜缘充血情况，并提供充血程度评分结果。充血程度评分标准：

0 分：无结膜充血；

1 分：单根血管充血，如正常成年人；

2 分：轻度弥漫性充血；

3 分：严重局部充血；

4 分：严重弥漫充血。

（二）角膜荧光素染色分级

Keratograph 5M 还可在钴蓝光背景下，直接拍摄角膜荧光素染色图片并存

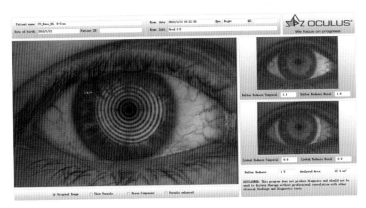

附图 2-10　结膜充血示意图
右上图显示鼻、颞侧球结膜充血评分结果；右下图显示鼻、
颞侧角结膜缘充血评分结果

档,利用 Fluo Imaging 角膜点染观察程序,将采集图片自动分为 5 个区域,参照 Baylor 分级方法进行评分,分析角膜上皮损伤程度。

角膜荧光素染色后,钴蓝光光源照射观察角膜着染情况。角膜着染通常有如下情况引起,如角膜上皮损伤、缺损、溃疡等。染色程度分级标准：

0 级：无染色；

1 级：微染色,表浅针点样着染(少于 10 点),少量点簇状着染；

2 级：轻度染色,局部或弥漫针点样着染和局部点簇状着染；

3 级：中度染色,大量点簇状着染和密集的融合着染；

4 级：重度染色,全角膜点簇状着染或融合着染、全层上皮脱失。

六、其 他 功 能

（一）角膜曲率计

Keratograph 5M 采用全自动、非接触式测量模式,基于 Placido 环原理,集成了角膜曲率计的功能,能够提供角膜地形图和角膜曲率结果。设备内置了专业的圆锥角膜分析软件,运用 Zernike 多项式,能够进行圆锥角膜的早期筛查和全面诊断分析。

（二）指导角膜接触镜的验配

内置的 CL-Fitting 角膜接触镜适配软件,含可编程数据库,能够指导个性化硬性角膜接触镜 RGP 的验配,并且能够设计角膜塑形镜参数。设备基于彩色摄像功能,可实时记录荧光素着染的图像和视频,用于评估角膜接触镜的适配度和活动度。在验配散光角膜接触镜时,镜睑角度测量(eyelid angle measurement)功能可用于精确测定接触镜拟合曲面角度。

（三） 角膜接触镜透氧率测定

完整的泪膜和良好的氧气供应,是角膜接触镜佩戴舒适度的主要决定因素之一。该仪器内置了 OxiMap 接触镜透氧分析程序,能够检测出不同角膜接触镜片的透氧率,为验配师准确选择最合适的镜片,提供了一种新的参考依据。

（四） 瞳孔测定

Keratograph 5M 装载 Eye World Pupillometer(EWP)程序,可以对瞳孔进行动态追踪,直观显示在无眩光状态下或者不同量化眩光刺激下,瞳孔的直径及对光反射情况,并绘制了全程瞳孔直径变化曲线与客观数据。王飞等研究了 EWP 程序测量不同光照度下的瞳孔直径,发现测量结果有较好的重复性和一致性,可用于评估瞳孔对光反射情况。

（田　磊）

参 考 文 献

1. Sweeney DF, Millar TJ, Raju SR. Tear film stability:a review. Exp Eye Res. 2013,117:28-38.

2. Hong J, Sun X, Wei A, et al. Assessment of tear film stability in dry eye with a newly developed keratograph. Cornea. 2013,32:716-721.

3. Wu H, Wang Y, Dong N, et al. Meibomian gland dysfunction determines the severity of the dry eye conditions in visual display terminal workers. PLoS One. 2014,9:e105575.

4. Wu S, Hong J, Tian L, et al. Assessment of bulbar redness with a newly developed keratograph. Optom Vis Sci. 2015,92:892-899.

5. 王飞,吴丹,魏安基,等. Oculus 角膜地形图仪在测量瞳孔直径及对光反射评估中的应用. 中华眼视光学与视觉科学杂志,2015,17:86-91.

附录三 非接触式睑板腺观察仪

一、简 介

目前市场上有多种型号的非接触式睑板腺照相仪器（睑板腺照相），各种机型的大致原理相同，仅在光路设计上稍有差别。TOPCON 公司的非接触式睑板腺观察仪大体构造见附图 3-1。

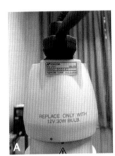
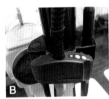
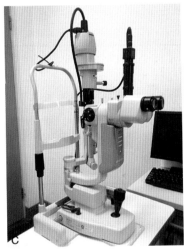
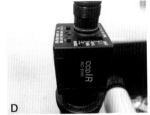

A. BG-4M光源部件
B. 滤光片(图示为红外线
　滤光片位置)
C. SL-D7裂隙灯+BG-4M
D. Sony XC-EI50红外线
　照相机(CCD部件)

附图 3-1　非接触式睑板腺观察仪构造（TOPCON，Japan）

二、原 理

红外线透射技术：可见光照明时，睑板能反射可见光，所以睑板腺不可见。近红外光线有较好的穿透性，可以穿透睑板到达睑板腺组织。因为睑板腺富含脂质颗粒，可受红外线光激发，发出散射光线，呈现白色条纹，而睑板其他部分则呈现灰黑色，形成良好对比，所以红外线可对睑板腺进行成像。

非接触式红外线睑板腺照相系统：红外线照明装置发出的红外光，照射到被检者的睑板腺上，反射的红外光通过镀膜反光镜，反射进入红外线摄像机，并被其拍摄记录。红外线摄像机与镀膜反光镜之间设有聚焦镜头，通过对焦光装置可以进行校正，使聚焦镜头到被检者睑板腺的距离固定一致。

三、观测指标及评分标准

（一）观测指标

非接触式睑板腺照相仪器通常用于观察记录并分析睑板腺腺体缺失面积和腺体弯曲程度两项指标,其中又以腺体缺失面积为最常用的指标。由于目前缺乏对睑板腺分级方法的金标准,除了上述两项指标外,也有学者将腺体数量、腺体导管扩张程度、腺体弯曲的最大角度、高透光囊泡或瘢痕的情况等作为评判睑板腺功能的指标。但由于缺乏评分或评级标准,这些指标在临床上较少选用。

（二）评分标准

1. 睑板腺缺失评分 文献中报道的睑板腺缺失面积的评分分级方法有多种,基本均为 5 级和 4 级分法。在分析腺体缺失面积时,一般采用由 Arita 等提出的 4 级分法,即:

0 分:腺体无缺失;

1 分:腺体缺失小于所有腺体的 1/3;

2 分:腺体缺失在所有腺体的 1/3 ~ 2/3 之间;

3 分:腺体缺失大于所有腺体的 2/3。

评分时,尽可能采用图像处理软件辅助进行手动分析,如 ImageJ（National Institutes of Health）或 Phoenix（CSO and bon Optic Vertriebs GmbH）软件。这样可以提高评分结果组间和组内的一致性,从而减少误差的产生。

2. 睑板腺弯曲度分级 在分析睑板腺弯曲度时,上下睑板腺中,若存在至少一条腺体弯曲角度大于 45 度,即认为存在腺体弯曲。一般采用 Arita 等推荐的 3 级评分法（meibomian gland distortion score）,仅用上睑睑板腺腺体弯曲度作为弯曲程度的评分标准,具体如下:

0 级:上睑腺体无弯曲;

1 级:1 ~ 4 条上睑腺体弯曲;

2 级:上睑腺体弯曲多于 5 条。

四、临床应用价值

非接触式睑板腺观察仪可以客观地评价睑板腺的形态与结构。仪器通过对睑板腺面积缺失、腺体的弯曲或者是腺体的扩张程度等客观指标,对睑板腺功能进行间接评价,可辅助睑板腺功能障碍的诊断以及程度分级,有利于睑板腺功能障碍患者的诊断、治疗和疗效追踪观察。

（张　阳）

索　引